Das Hirsch-Institut für Tropenmedizin
Asella, Äthiopien

d|u|p

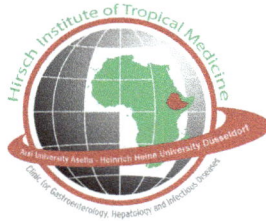

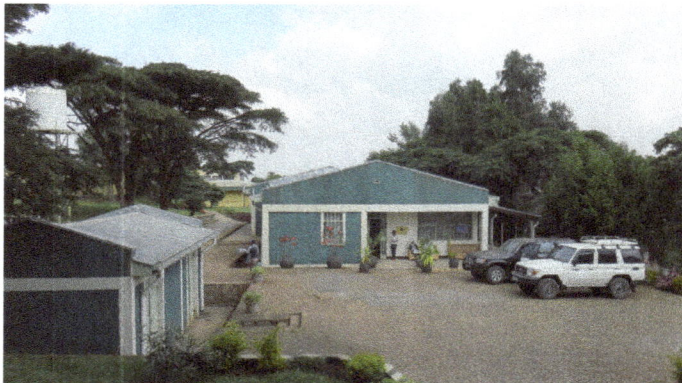

Das Hirsch-Institut für Tropenmedizin im Jahr 2018

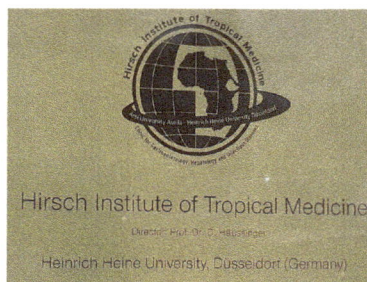

Das Hirsch-Institut für Tropenmedizin Asella, Äthiopien

Dieter Häussinger

Unter Mitwirkung von

Ute Albrecht
Matthias Bosselmann
Matthias Breuer
Carola Dröge
Torsten Feldt
Jonas Früh
André Fuchs
Martha Holtfreter
Irmela Müller-Stöver
Tamara Nordmann
Hans Martin Orth
Andreas Schönfeld
Loraine Stötter

d|u|p

**Bibliografische Information
der Deutschen Nationalbibliothek**

Die Deutsche Nationalbibliothek verzeichnet diese Publikation
in der Deutschen Nationalbibliografie; detaillierte bibliografische
Daten sind im Internet über http://dnb.dnb.de abrufbar.

© 2019 Walter de Gruyter GmbH, Berlin/Boston
Redaktion: Ute Albrecht, André Fuchs, Hans Martin Orth, Sandra Lessmann
Satz: Friedhelm Sowa, LaTeX
Herstellung: docupoint GmbH, Barleben

Gesetzt aus der Celeste

ISBN (print) 978-3-11-066294-8
ISBN (ebook) 978-3-11-066295-5

Inhaltsverzeichnis

Abkürzungsverzeichnis

ASTU	*Adama Science and Technology University*
ATH	*Asella Teaching Hospital*
BSEP	*Bile salt export pump*
CLD	*Chronic liver diseases*
DAAD	Deutscher Akademischer Austauschdienst
DILI	*Drug-induced liver injury*
ESTHER	*Ensemble pour une Solidarité Thérapeutique Hospitalière En Réseau*
HHU	Heinrich-Heine-Universität
HITM	Hirsch-Institut für Tropenmedizin
PCR	Polymerase-Kettenreaktion

Vorwort

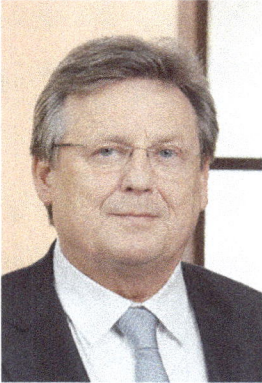

Professor Dr. med. Dieter Häussinger
Direktor der Klinik für Gastroenterologie,
Hepatologie und Infektiologie
Direktor und Gründer des HITM

Im Oktober 2013 erfolgte die offizielle Eröffnung des Hirsch-Instituts für Tropenmedizin (HITM) als Außenstelle der Klinik für Gastroenterologie, Hepatologie und Infektiologie der Heinrich-Heine-Universität Düsseldorf in Kooperation mit der Adama-Universität in Äthiopien, deren Medizinische Fakultät mit weiteren am Standort Asella befindlichen Fakultäten in die neu gegründete Arsi-Universität überführt wurde.

Vorausgegangen waren im September 2009 Gespräche mit dem damaligen Rektor der Adama-Universität Herrn Professor Dr. Eichele und dem damaligen äthiopischen Bildungsminister Herrn D. Mekonnen zur Gründung des Instituts auf dem Gelände der Adama-Universität. Am 21.07.2010 konnte dann auf Schloss Mickeln die feierliche Vertragsunterzeichnung zwischen der Heinrich-Heine-Universität und der Adama-Universität erfolgen. Mit Hilfe einer großzügigen Spende von Herrn Wolfgang Hirsch konnte wenig später mit dem Bau des Instituts begonnen werden. Die festliche Eröffnung erfolgte im Oktober 2013. Seither dient das Institut dem Zweck des Wissenstransfers in den Bereichen Wissenschaft und Medizin, der Ausbildung unserer Ärzte sowie der Durchführung wissenschaftlicher Projekte im Bereich der Infektions- und Tropenmedizin. Aufbau, Ausrüstung und Unterhalt des Instituts werden im Wesentlichen durch Drittmitteleinwerbungen, Spenden und Stiftungen getragen. Ich bin überzeugt, dass mit der Gründung und dem Betrieb des Instituts ein wichtiger Beitrag zur Internationalisierung der Heinrich-Heine-Universität Düsseldorf geleistet wurde.

Die vorliegende Schrift berichtet über die bisherigen Aktivitäten des Instituts, seine Historie und Perspektiven und erlaubt darüber hinaus auch einen Blick hinter die Kulissen des Aufbaus eines Instituts in Afrika und auf die Lebensumstände und Eindrücke unserer Mitarbeiter vor Ort. Inzwischen konnten schon erste drittmittel-geförderte Forschungsprojekte abgeschlossen werden, und erste äthiopische Partner sind bereits als Stipendiaten hier in Düsseldorf tätig, um ihren PhD zu erlangen.

Ich danke meinen Mitarbeitern, insbesondere Herrn Dr. Torsten Feldt, als zuständigem Oberarzt, sowie den jeweils ein Jahr im HITM tätigen Ärzten aus meiner Düsseldorfer Klinik für die ge-

9

leistete Aufbau- und Forschungsarbeit vor Ort und für den von ihnen zusammengestellten Bericht zu unserem Institut, in welchem mittlerweile mehr als 20 Personen tätig sind.

Abschließend danke ich allen Unterstützern, Sponsoren und Stiftungen, die den Bau und den Betrieb unseres Instituts für Tropenmedizin in Asella ermöglicht haben.

Düsseldorf, im März 2019

Dieter Häussinger

Die Entstehung des Instituts

Die Weiterentwicklung der Infektiologie und die Ansiedelung der Tropenmedizin erfolgten unter der Leitung des Direktors der Klinik für Gastroenterologie, Hepatologie und Infektiologie Professor Dr. Dieter Häussinger und bilden heute durch Grundlagenforschung, große klinische Forschungsprojekte und steigende Behandlungszahlen neben der klinischen und experimentellen Hepatologie und Gastroenterologie einen weiteren Schwerpunkt der Klinik, die seit Jahren auch als Zentrum für Infektiologie zertifiziert ist.

Baulich wird diese Entwicklung in der Eröffnung des Leber- und Infektionszentrums im Jahr 2011 widergespiegelt. In diesem hochmodernen Gebäude befindet sich unter anderem auch die einzige Behandlungseinheit in Nordrhein-Westfalen für hochinfektiöse Patienten wie z. B. Ebola-Erkrankte.

Das Streben nach einer Internationalisierung der Infektionsmedizin war ein ambitionierter und konsequenter Schritt. Ziel war die Etablierung einer „Außenstelle" der Klinik für Gastroenterologie, Hepatologie und Infektiologie in einem tropischen Land mit der Möglichkeit der infektiologischen und tropenmedizinischen Forschung in einem Hochprävalenzland. Weitere Absichten waren der Aufbau einer internationalen Partnerschaft, ständiger bilateraler Wissenstransfer sowie die Unterstützung einer afrikanischen Universität in den Bereichen medizinische Forschung, Lehre und Klinik. Ferner sollte es ermöglicht werden, dass die tropenmedizinische Weiterbildung für Internisten komplett in der Düsseldorfer Klinik unter Leitung von Professor Dr. Häussinger ermöglicht werden kann.

Bei der Suche nach einem geeigneten Standort und einer möglichen längerfristigen universi-

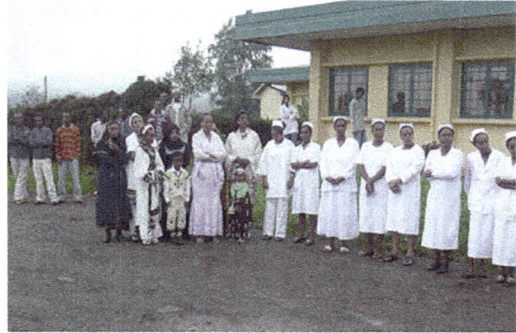

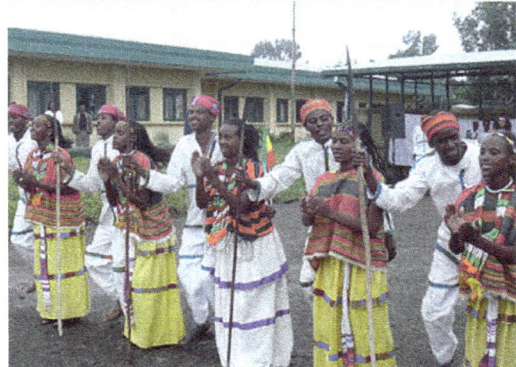

Empfang mit traditionellem Tanz anlässlich des ersten Besuchs von Professor Häussinger im Asella Teaching Hospital im Jahr 2009

tären Partnerschaft boten sich Äthiopien und insbesondere die Universität in Adama an.

In Äthiopien herrscht nach langen Jahren politischer und militärischer Auseinandersetzungen sowie wechselnder repressiver Regime und Dürreperioden mit Hungersnöten eine Phase der politischen Stabilität und des stetigen wirtschaftlichen Aufschwungs. Dennoch ist Äthiopien bis heute eines der ärmsten und am wenigsten entwickelten Länder der Welt. Adama gehört mit etwa 500.000 Einwohnern zu einer Reihe mittelgroßer Städte des Landes. 90 km nordwestlich befindet sich Addis Abeba, die Hauptstadt und einzige Millionenstadt in Äthiopien.

Im Jahre 2006 wurde die „Adama Science and Technology University" (ASTU) aus einer Fachschule für Lehrer gegründet. Plan der äthiopischen Regierung war die Etablierung einer Modelluniversität nach deutschem Vorbild. Neben einem deutschen Universitätspräsidenten (Professor Dr. H. Eichele) wurde ein Großteil der Fakultäten von renommierten, erfahrenen Dekanen aus Deutschland geleitet. Wie geplant, lief das Modell der deutsch-äthiopischen „Doppel-Spitze" in den Jahren 2011/12 aus. In die rasch florierende Universität waren im Jahr 2013 bis zu 20.000 Studenten eingeschrieben.

Die Medizinische Fakultät der Universität wurde 2009 gegründet. Als Sitz wählte man Asella, eine Kleinstadt, aber regionales Zentrum der von Getreideanbau geprägten Arsi-Zone, 70 km südlich von Adama. Hier war bereits die Landwirtschaftliche Fakultät angesiedelt.

Das Krankenhaus in Asella ist die höhere Versorgungseinheit für ein Gebiet mit 3,5 Millionen Einwohnern. Aus drei (geplant neun) Distrikt-Krankenhäusern und einer Vielzahl von Gesundheitszentren erfolgt die Zuwei-

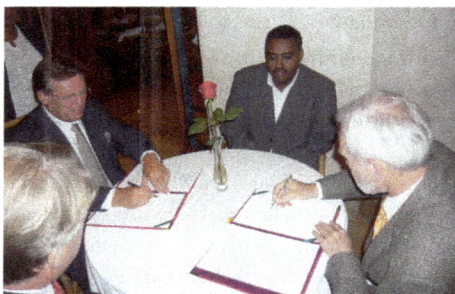

Unterzeichnung eines *letter of intent* zur künftigen Zusammenarbeit anlässlich eines Besuchs in Äthiopien im September 2009. Herr M. Biontino (Deutscher Vizebotschafter), Professor Dr. D. Häussinger, Seine Exzellenz D. Mekonnen (damaliger Bildungsminister von Äthiopien) und Professor Dr. H. Eichele (damaliger Präsident der Adama Universität) (v.l.n.r.)

sung. Zur Verfügung stehen die Fachrichtungen Innere Medizin, Frauenheilkunde, Kinderheilkunde und Allgemeine Chirurgie. Ferner sind eine große HIV/AIDS-Ambulanz, eine augenärztliche Ambulanz, eine zahnmedizinische Ambulanz und ein Projekt für die Versorgung der in Äthiopien häufig vorkommenden rektovaginalen Fisteln dem Krankenhaus angeschlossen.

Dem dortigen Krankenhaus angegliedert, bestand bereits seit vielen Jahren eine Fachschule für Pflegeberufe, Hebammen und Laborassistenten.

Die entstehende Medizinische Fakultät wurde unter dem Dekanat von Herrn Professor Dr. Dietrich Birnbaum (Uniklinik Regensburg, ehem. Ärztlicher Direktor und Geschäftsführer der Kerckhoff-Klinik in Bad Nauheim) maßgeblich aufgebaut und von ihm für mehrere Jahre geleitet.

So bot sich diese junge Medizinische Fakultät als Partner für das Düsseldorfer Projekt zur Etablierung einer langfristigen Partnerschaft besonders gut an, und entsprechende Kontakte wurden etabliert und ausgebaut.

Im September 2009 unterzeichneten Herr Professor Dr. Häussinger, Herr Professor Dr. Eichele und der damalige Bildungsminister Äthiopiens Ato Mekonnen einen entsprechenden „Letter of intent".

Am 21. Juni 2010 erfolgte in Düsseldorf die Unterzeichnung des Kooperationsvertrags zwischen der Medizinischen Fakultät der Heinrich-Heine-Universität Düsseldorf, dem Universitätsklinikum Düsseldorf und der ASTU.

Nach Planung, Bau und Einrichtung des Instituts erfolgte am 16. Oktober 2013 durch Professor Häussinger, Professor Lee (damaliger Präsident der ASTU), Professor Schnitz-

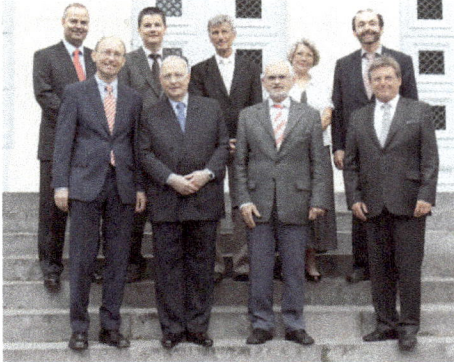

Vertragsunterzeichnung am 21. Juli 2010 zwischen Vertretern der Adama-Universität (Äthiopien), der Heinrich-Heine-Universität (Düsseldorf) und dem Universitätsklinikum Düsseldorf im Schloss Mickeln in Düsseldorf: Vordere Reihe, v.l.n.r.: Professor Dr. Dr. H. M. Piper (Rektor der HHU Düsseldorf), Herr W. Hirsch (Namensgeber und Spender, Gründer und Geschäftsführender Gesellschafter der Hirsch-Gruppe), Professor Dr. H. Eichele (Präsident der Adama University), Professor Dr. D. Häussinger (Direktor der Klinik für Gastroenterologie, Hepatologie und Infektiologie). Hintere Reihe v.l.n.r.: Dr. M. Wokittel (Kaufmännischer Direktor UKD), Professor Dr. J. Windolf (Dekan), Professor Dr. D. E. Birnbaum (ehem. Dekan der Medizinischen Fakultät Adama University), Frau C. Herrmann (Ministerium für Innovation, Wissenschaft und Forschung), Professor Dr. Werner Stüber (Dekan, School of Humanities and Natural Sciences, Adama-Universität)

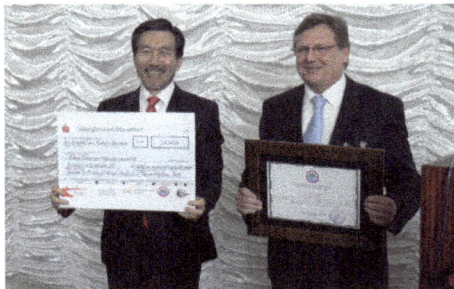

Offizielle Scheckübergabe im Rahmen der Eröffnung im Oktober 2013 durch Professor Häussinger an Professor Lee, Präsident der Adama Science and Technology University

ler (Prorektor der Heinrich-Heine-Universität) und Dr. Legesse (Dekan der Medizinischen Fakultät der ASTU) die feierliche Eröffnung des Instituts. Seit der Eröffnung sind meist zwei

ärztliche Mitarbeiter der Klinik für Gastroenterologie, Hepatologie und Infektiologie des Universitätsklinikums Düsseldorf als Koordinatoren des HITM vor Ort in Äthiopien. Aufgrund des kontinuierlichen Einsatzes des Institutsgründers und -leiters, Professor Häussinger, kann seither eine solide finanzielle und logistische Unterstützung durch deutsche Partner, Spender und Organisationen gewährleistet werden.

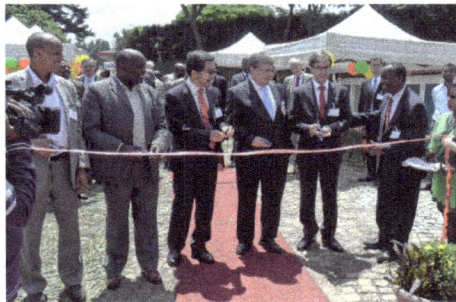

Die Institutseröffnung am 16. Oktober 2013

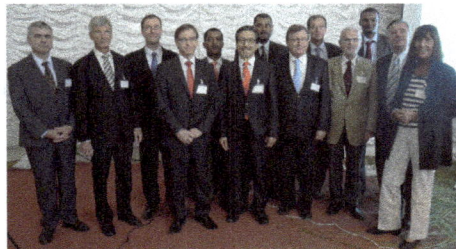

Die Delegationen zur Eröffnung des Instituts: (v.l.n.r.) Professor Gerald Heusing (DAAD), Professor Dietrich Birnbaum (Dekan der Medizinischen Fakultät der ASTU), Dr. Torsten Feldt (Oberarzt und stellvertretender Direktor, HITM), Professor Alfons Schnitzler (Prorektor, HHU), Dr. Lemi Guta (Vizepräsident für Forschung, ASTU), Professor Jang Gyu Lee (Präsident der ASTU), Dr. Habtamu Kabur (Vizepräsident für Verwaltung, ASTU), Professor Dieter Häussinger (Direktor, HITM), Herr Thomas Terstegen (Ständiger Vertreter an der Deutschen Botschaft Addis Abeba), Professor Herbert Eichele (ehem. Präsident der ASTU), Dr. Tolla Beriso (Erster Minister für Bildung und Wissenschaft des Staates Oromia), Professor Herbert Becker (DAAD) und Dr. Irmela Müller-Stöver (Tropenmedizin UKD)

13

HIRSCH-INSTITUT FÜR TROPENMEDIZIN
Organigramm (September 2018)

Klinik für Gastroenterologie, Hepatologie und Infektiologie

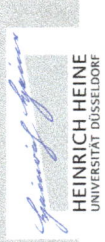

HEINRICH HEINE
UNIVERSITÄT DÜSSELDORF

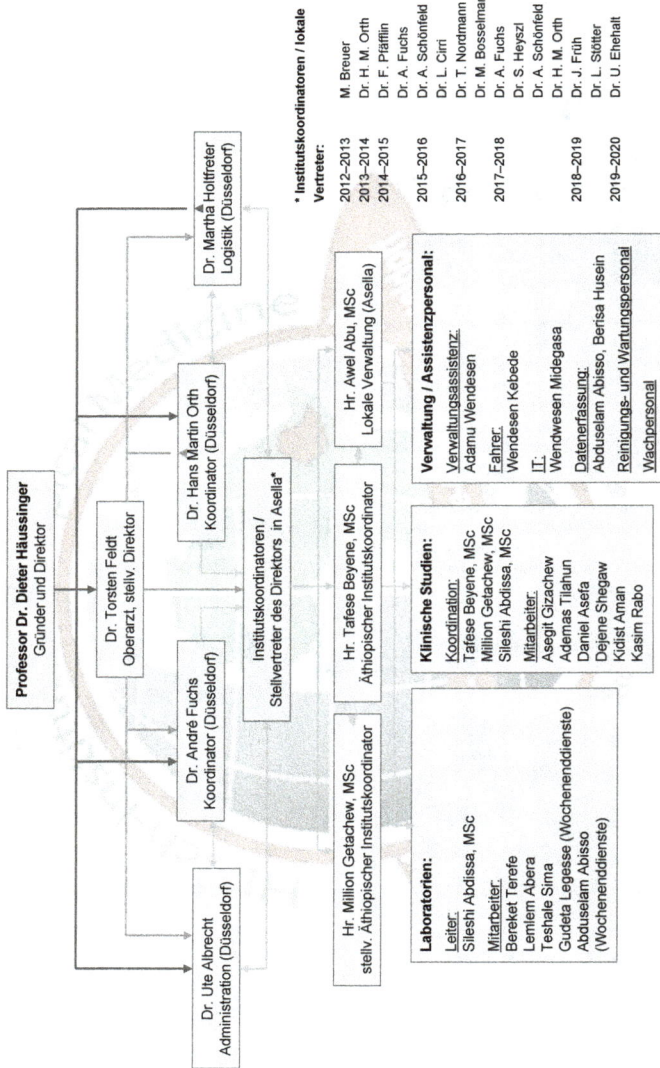

Professor Dr. Dieter Häussinger
Gründer und Direktor

Dr. Torsten Feldt
Oberarzt, stellv. Direktor

Dr. André Fuchs
Koordinator (Düsseldorf)

Dr. Hans Martin Orth
Koordinator (Düsseldorf)

Dr. Martha Holtfreter
Logistik (Düsseldorf)

Dr. Ute Albrecht
Administration (Düsseldorf)

Institutskoordinatoren /
Stellvertreter des Direktors in Asella*

Hr. Million Getachew, MSc
stellv. Äthiopischer Institutskoordinator

Hr. Tafese Beyene, MSc
Äthiopischer Institutskoordinator

Hr. Awel Abu, MSc
Lokale Verwaltung (Asella)

Laboratorien:
Leiter:
Sileshi Abdissa, MSc
Mitarbeiter:
Bereket Terefe
Lemlem Abera
Teshale Sima
Gudeta Legesse (Wochenenddienste)
Abduselam Abisso
(Wochenenddienste)

Klinische Studien:
Koordination:
Tafese Beyene, MSc
Million Getachew, MSc
Sileshi Abdissa, MSc
Mitarbeiter:
Asegit Gizachew
Ademas Tilahun
Daniel Asefa
Dejene Shegaw
Kidist Aman
Kasim Rabo

Verwaltung / Assistenzpersonal:
Verwaltungsassistenz:
Adamu Wendesen
Fahrer:
Wendesen Kebede
IT:
Wendwesen Midegasa
Datenerfassung:
Abduselam Abisso, Berisa Husein
Reinigungs- und Wartungspersonal
Wachpersonal

* Institutskoordinatoren / lokale Vertreter:

2012–2013	M. Breuer
2013–2014	Dr. H. M. Orth
2014–2015	Dr. F. Pfäffin
	Dr. A. Fuchs
2015–2016	Dr. A. Schönfeld
	Dr. L. Cirri
2016–2017	Dr. T. Nordmann
	Dr. M. Bosselmann
2017–2018	Dr. A. Fuchs
	Dr. S. Heyszl
	Dr. A. Schönfeld
	Dr. H. M. Orth
2018–2019	Dr. J. Früh
	Dr. L. Stötter
2019–2020	Dr. U. Ehehalt

Organigramm des Hirsch-Instituts für Tropenmedizin

Kaffee-Zeremonie

Kaffee ist nicht nur eines der wichtigsten Exportgüter Äthiopiens, sondern das Trinken von Kaffee ist auch fest in der äthiopischen Kultur verwurzelt. Zu besonderen Anlässen wird eine Kaffee-Zeremonie durchgeführt, die mit allen darin enthaltenen Schritten deutlich über eine Stunde in Anspruch nehmen kann. Die bewirteten Gäste sitzen auf kleinen Hockern im Halbkreis um diejenige Frau, welche die Kaffeezeremonie ehrenvoll durchführt. Die Zeremonienstätte wird mit frischem Gras auf dem Boden dekoriert. Ein Feuer wird entfacht. Mit einem Stück Glut entzündet die Zeremonien-Leiterin Weihrauch, welcher einen wohlriechenden Duft im Raum verbreitet. Auf der Glut werden traditionell Kichererbsen oder Weizen geräuchert, um später zum Kaffee als Snack gereicht zu werden.

Anschließend werden grüne Kaffeebohnen gewaschen und in einer Schale über der Glut geröstet. Aufsteigender Kaffeeduft verheißt nahenden Genuss. Nun wird das Wasser in einer Tonkanne erhitzt, während die gerösteten Bohnen in einem hölzernen Mörser zu Pulver zerstoßen werden. Das so gewonnene, frisch geröstete und gemahlene Kaffeepulver wird dem kochenden Wasser hinzugegeben. Nach wenigen Minuten ist der Kaffee fertig und wird in kleinen schalenförmigen Tassen serviert. Die als erste befüllte Tasse wird für „Mutter Erde" ausgeschenkt und nicht getrunken. Der geübten Frau gelingt es, alle Tassen in einem einzigen Ausgieß-Vorgang zu füllen. Dem traditionell zubereiteten, sehr starken Kaffee wird vor dem Trinken viel Zucker zugemischt. Während die Gäste der aufwändigen Zeremonie beiwohnen, findet eine rege Unterhaltung aller Beteiligten statt. Die Kaffee-Zeremonie wird beispielsweise abgehalten, wenn die deutschen Mitarbeiter des Instituts in Asella zu den Familien der äthiopischen Kollegen und Mitarbeiter eingeladen werden, oder besonders aufwändig, wenn ein deutscher Mitarbeiter seinen Einsatz in Asella beendet. Neben dem Kaffeegenuss erfüllt die eindrucksvolle Zeremonie aber auch einen wichtigen kommunikativen Zweck: In Äthiopien kann während einer Tasse Kaffee über alles offen geredet werden.

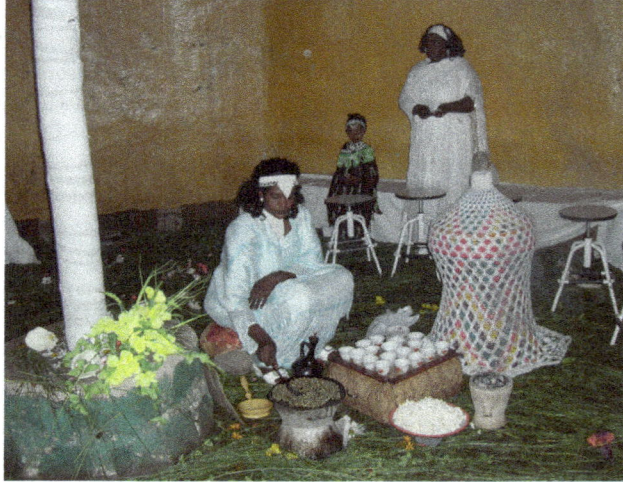
Traditionelle Kaffee-Zeremonie

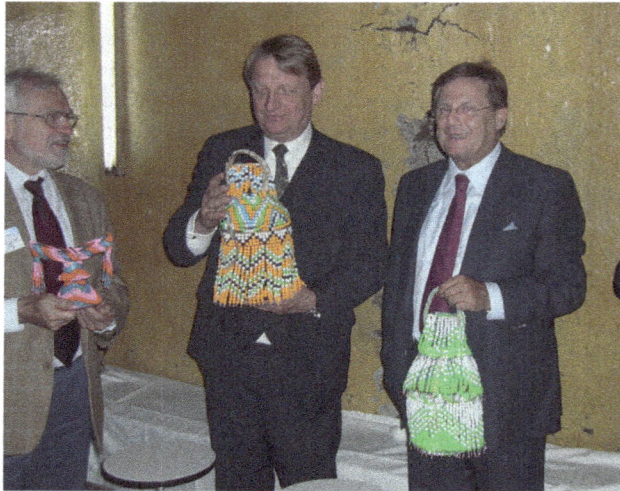
Im Anschluss an die Zeremonie werden Geschenke überreicht

16

Asella, Leben am Rande des großen Grabenbruchs

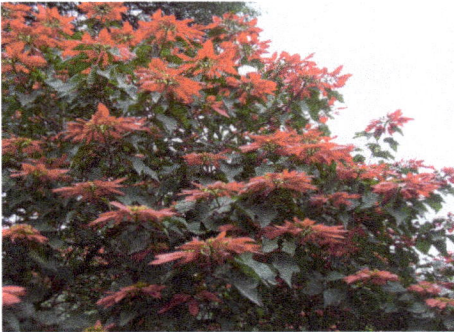

Beeindruckende Flora Äthiopiens. Die Weihnachtssterne (*Euphorbia pulcherrima*) wachsen als stattliche Bäume

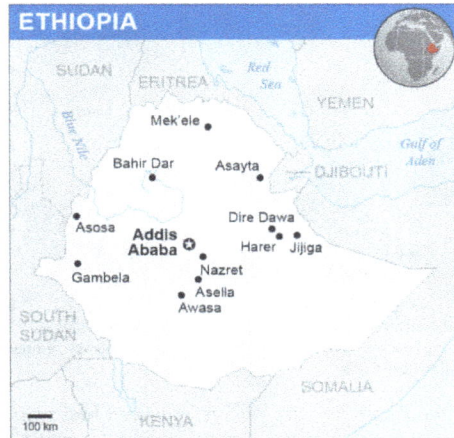

Äthiopien. Asella liegt südöstlich von Addis Abeba (Quelle: OCHA/ ReliefWeb). Nazret ist die Hauptstadt der Verwaltungsregion Oromia und wird in der Sprache der Oromo auch Adama genannt

Die Stadt Asella

Der Große Grabenbruch (engl. Rift Valley) erstreckt sich vom Norden Syriens über 6.000 km bis Mosambik. Die Breite des Tals variiert von 30 bis 100 km. Durch das Driften kontinentaler Platten entstanden über die letzten 35 Millionen Jahre tiefe Schluchten, wie das rote Meer, und hohe Gebirge, wie das äthiopische Hochland. Entlang des Grabenbruchs liegen noch viele aktive Vulkane, darunter der berühmte Erta Ale in Äthiopien, einer der weltweit sechs Vulkane mit einem immer aktiven Lava-See. Das äthiopische Hochland wird durch das Rift Valley in einen nordwestlichen und einen südöstlichen Teil gespalten. Von einigen Stellen an den Hängen des großen Grabens kann man einen atemberaubenden Blick über die Abbruchkante des Grabenbruchs in die Ferne genießen. Einer dieser Orte ist Asella. Die Stadt liegt auf 2.400 m über NN an den Hängen des 4.036 m hohen Mount Chilalo, der

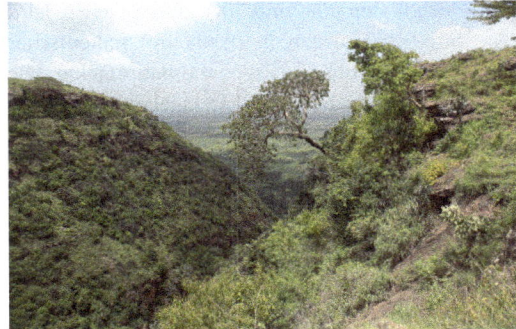

Blick in den Grabenbruch in der Nähe von Asella

den Lake Ziway, einen der großen Seen im Grabenbruch, überthront.

Der Vielvölkerstaat Äthiopien gliedert sich in neun Regionen, wovon sechs durch eine eigene Ethnie und Sprache gekennzeichnet sind. Asella liegt in Oromia, dem Land der Oromo. Die lokale Sprache nennt sich Oromifaa.

Die Region Oromia teilt sich in Zonen auf, wobei Asella die Hauptstadt der Arsi-Zone ist. Gelegen an einer alten Handelsstraße am östli-

17

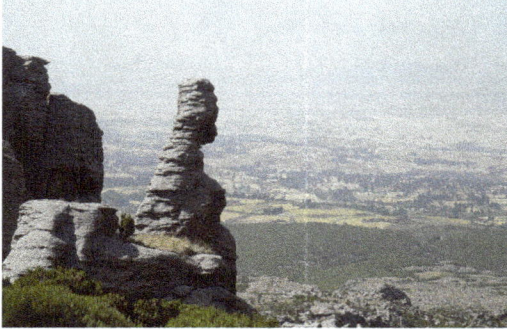

Der „thinking muslim", eine auffällige Felsformation an den Hängen des Mount Chilalo über Asella

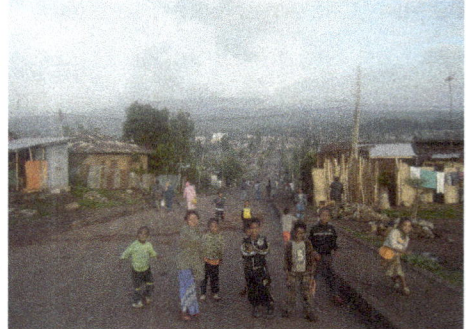

Blick über Asella zum Mt. Chilalo, dem „Hausberg" der Stadt

chen Rand des Rift Valleys, entstand hier während der italienischen Besatzungszeit (1935–1941) eine Provinzhauptstadt. Aus dieser Zeit steht heutzutage in Asella kein Bauwerk mehr, doch in den 60er und 70er Jahren des 20. Jahrhunderts wurden in Asella mit italienischer Unterstützung verschiedene Bauprojekte, wie die Überdachung des Marktgeländes und der Bau des jetzigen Krankenhauses, realisiert.

Die mehr als 110.000 Bewohner Asellas sind sehr religiös. 67 % zählen zu den äthiopisch-orthodoxen Christen, 23 % sind Muslime und

mit 9 % stellen Protestanten die wichtigste religiöse Minderheit dar. In Äthiopien kommt es zwischen ethnischen Gruppen immer wieder zu Konflikten. Die Religionsgemeinschaften untereinander pflegen jedoch in der Regel ein sehr tolerantes und respektvolles Miteinander. Obwohl Asella kleinstädtisch oder gar ländlich erscheint, findet man im Straßenbild von modern gekleideten Damen bis zu Kopftuch- oder Burka-Trägerinnen verschiedene Kleidungsstile. In der abendlichen Geräuschkulisse fallen gelegentliche Muezzin-Rufe auf, wie man sie aus arabischen Ländern kennt.

Noch deutlich lauter und länger ertönen jedoch die zu Gebet und Gottesdienst aufrufen-

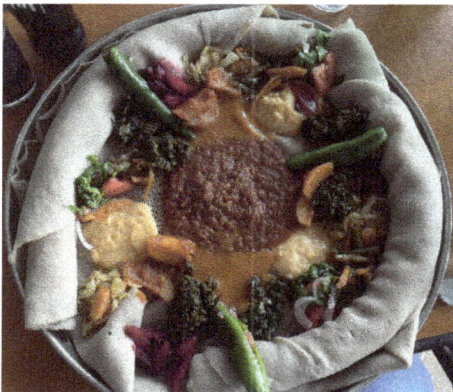

Traditionelle vegetarische Fastenspeise: Beyenet

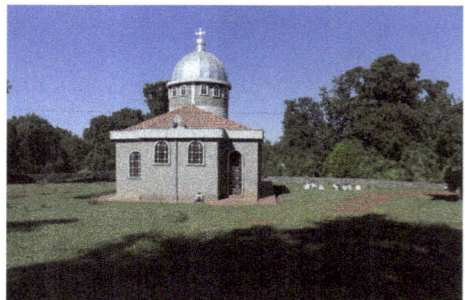

Orthodoxe Kirche in der Nähe von Asella

18

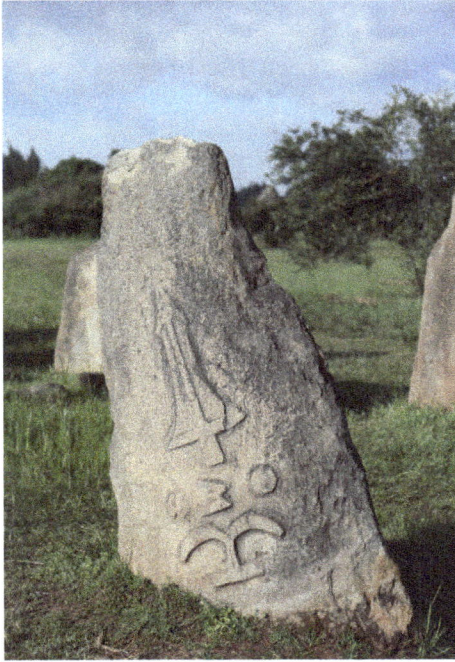

Stele aus vorgeschichtlicher Zeit auf einem der für Oromia typischen Stelenfelder historisch ungeklärten Ursprungs

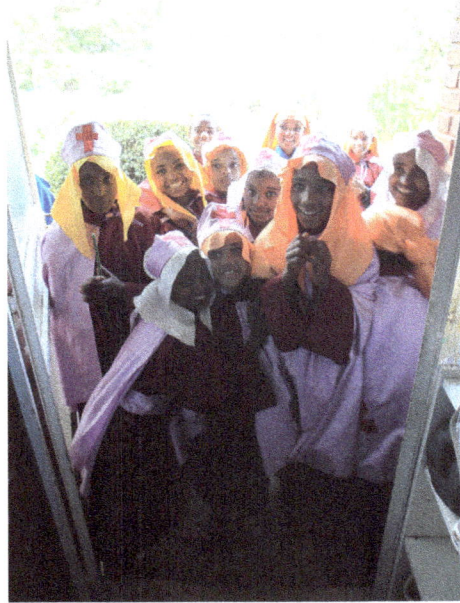

Das orthodoxe Neujahrsfest fällt meist auf unseren 11. September. Kinder ziehen von Haus zu Haus und sammeln Kleingeld und Süßigkeiten

den Gesänge aus den Lautsprechern der orthodoxen Kirchen – im Rahmen von Feiertagen auch über mehrere Nachtstunden hinweg.

Respekt wird den Religionen auch von staatlicher Seite entgegengebracht. So addieren sich christliche wie muslimische Feiertage im äthiopischen Kalender, und die jeweils nicht zu religiösen Festlichkeiten verpflichtete Bevölkerungsgruppe erfreut sich an entsprechenden arbeitsfreien Tagen.

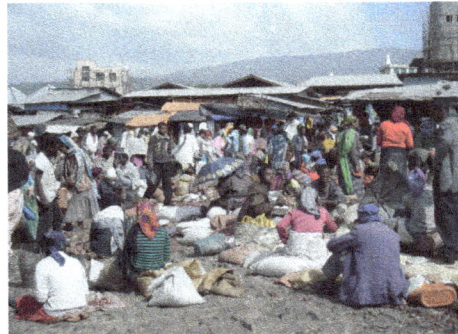

Markt in Asella

19

Verkehr und Fortbewegung

Von Adama kommend, erreicht man Asella nach ca. einstündiger Fahrt und einem stetigen Anstieg über 1.000 Meter. Zunächst noch im Flachland des hier sehr breiten großen Grabenbruchs passiert man riesige Zuckerrohrplantagen, die künstlich bewässert werden. Hier weiden in der Trockenzeit große Dromedar-Herden, die als Zuchttiere anschließend über Djibouti auf die arabische Halbinsel verkauft werden. Der Awash-Fluss mit seinen saftigen Mangobaumhainen wird überquert. Mit stetigem Anstieg weicht das Grün der Kulturlandschaften zunehmend einer semiariden Halbwüste. Schirmakazien, Kakteen und verstreute Lehmhütten prägen das Bild. Nur während der wenige Monate dauernden Regenzeit blüht das Land kurz auf, und ein sattes Grün dominiert das Land.

Der Reisende passiert Kleinstädte und Dörfer. Der Großteil der Felder wird durch Kleinbauern bestellt, die mit ihren Familien in Lehmhütten zwischen den Feldern leben. An der Straße entlang reiten Kinder auf Eseln, bepackt mit gelben Plastikkanistern, in denen sie Wasser von öffentlichen Brunnen nach Hause transportieren. Die Straße von Adama nach Asella und darüber hinaus wurde vor einigen Jahren im Rahmen der chinesischen Entwicklungszusammenarbeit zweispurig ausgebaut und weist im Vergleich zum Landesdurchschnitt relativ wenige Schlaglöcher auf. Vollbeladene Eselskarren oder sich den Berg hinauf schleppende, schwer beladene LKW scheinen auf der Fahrbahn zu stehen und zwingen zu vielen Überholmanövern. Die dort häufig genutzten Transporter der Marke Isuzu transportieren auf ihren offenen Ladeflächen hoch gestapelte Güter, ganze Rinderherden oder auch, eng gedrängt, Menschen. Als stärkste Vehikel der Straße scheinen sie nie für andere bremsen zu müssen. Überholt wird man im PKW häufig von den im Straßenbild zahlreich anzutreffenden, meist übersetzten Minibussen. Mit diesen bewerkstelligen Kleinunternehmer den Personenverkehr zwischen den Städten Äthiopiens und versuchen durch Überladung, Sparen an Sicherheit im Fahrzeug, beständig überhöhte Geschwindigkeit und riskante Fahrmanöver ihren Profit zu maximieren.

Die Mitarbeiter des Instituts müssen nicht auf den unsicheren öffentlichen Transport zurückgreifen: In den institutseigenen Pkws, einem Nissan Patrol, Baujahr 2000, und einem fabrikneuen Toyota Landcruiser, Baujahr 2017, erfolgt die Beförderung sicher und in gemäßigtem Tempo.

Die Straße von Adama Richtung Süden zieht sich an der östlichen Kante des Rift Valley entlang und durch Asella, an den Bergmassiven des Mt. Chilalo und Mt. Kaka vorbei, in die nahen Bale Mountains im Osten und nach Westen wieder hinab in das Rift Valley zu den Städten Awassa und Shashemene, der Hochburg der Rastafaris in Äthiopien.

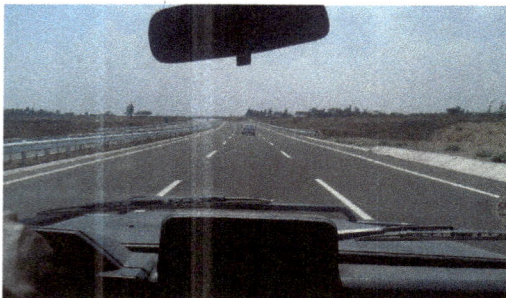

Seit Einweihung der neuen, gebührenpflichtigen Autobahn hat sich die Fahrtzeit von Addis Abeba nach Adama um Stunden verkürzt

20

Wohnen in Asella

Mit dem Kooperationsvertrag sagte die Adama-Universität eine adäquate Unterbringung für die entsandten Kollegen aus Düsseldorf zu. In der Praxis wurde diese Zusage zunächst durch ein Haus realisiert, welches sich im Besitz der Universität befindet und in Ardu liegt. Da seit 2013 meist zwei Düsseldorfer Mitarbeiter vor Ort sind, wurde dann zusätzlich auch das baugleiche Nachbarhaus zur Verfügung gestellt.

Ardu, ein Vorort Asellas, befindet sich ca. vier Kilometer vom Krankenhaus von Asella und dem Institut entfernt, am Hang zum großen Grabenbruch. Nach drei Kilometern auf der

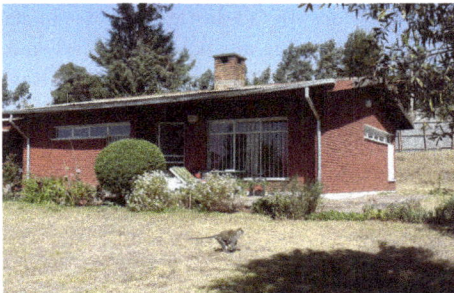

Der Blick über das Wohnhaus in den großen Grabenbruch – in den Abendstunden ein Genuss

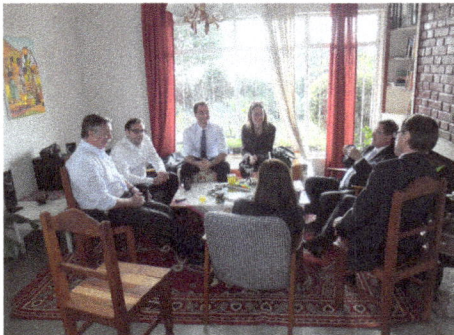

Eines der Wohnhäuser in Ardu

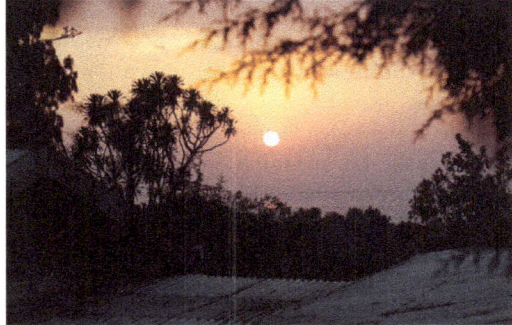

Im Innern des Wohnhauses

Hauptstraße bergauf biegt man rechts ab, passiert einen Eukalyptus-Wald und ein in die Jahre gekommenes „Naherholungsgebiet" mit idyllischem See und Modell-Biofarm.

Die kürzlich neu asphaltierte Straße führt zum Verwaltungsgebäude der Arsi-Universität und zur hangabwärts gelegenen agrarwissenschaftlichen Fakultät. Nachdem man eine einfache Wohnsiedlung mit Holz- und Lehmhütten durchquert hat, gelangt man rechts in ein eingezäuntes Areal aus zwei Straßen, auf dem Mitarbeiter eines schwedischen Entwicklungshilfeprojektes in den 60er Jahren in skandinavischem Stil verhältnismäßig großzügige Einfamilienhäuser gebaut haben. In den Häusern, welche von der örtlichen Bevölkerung als „Ardu Villas" bezeichnet werden, wohnen derzeit Professoren und Verwaltungsangestellte der Universität. Ein Clubhaus und eine Sportanlage mit Tennis-, Squash- und Basketball-Platz zeugen von komfortablen Zeiten einer europäischen Gemeinschaft. Tennis und Squash kann man schon lange nicht mehr auf dem Areal spielen. Der geteerte Basketballplatz wurde inzwischen von einem deutschen Nachbarn, der für die GIZ (Gesellschaft für Inter-

21

nationale Zusammenarbeit und Entwicklungsorganisation des Bundes) arbeitete, zusammen mit einem amerikanischen Peace Corps Volunteer instand gesetzt und wird von den Kindern und Jugendlichen der Umgebung täglich bespielt. Nachdem das etwas in die Jahre gekommene Clubhaus zeitweise leer stand, dient es aktuell wieder als Treffpunkt für Studenten und Universitätsmitarbeiter; es werden Kaffee, Tee und typische äthiopische Gerichte serviert.

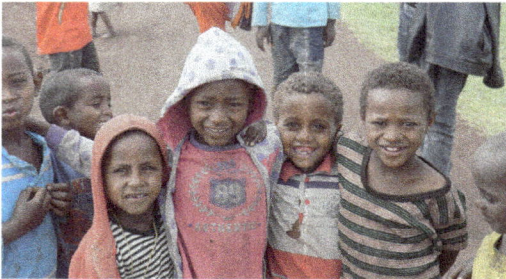

Junge Nachbarn. Trotz alltäglicher Präsenz erregen wir „Weißen" auf der Straße immer noch viel Aufmerksamkeit

Die aneinandergrenzenden Bungalows aus rotem Backstein, alleinstehend auf schönem Grundstück mit Rasen- und Gartenfläche, sind im äthiopischen Vergleich luxuriös. Küche, Wohnzimmer und zwei Schlafzimmer sind praktisch geschnitten. Ein Kamin im Wohnzimmer ist zumindest dekorativ. Im Hinblick auf die katastrophalen Auswirkungen der Abholzungen in Äthiopien für Brennholz, wird er nur selten in den besonders kalten Nächten während der Regenzeit benutzt.
Die anfangs etwas spärlich möblierten und durch langen Leerstand ein wenig heruntergekommen wirkenden Bungalows wurden nach und nach instand gesetzt.

In der Zwischenzeit richteten sich die Düsseldorfer Ärzte in den Häusern zunehmend auf einen längeren Verbleib ein. Eine kleine Bibliothek für die langen Abende der Regenzeit wächst mit jedem Besucher. In einem angelegten Garten sind heimische Gemüsesorten „affensicher" unter einem Drahtkäfig gepflanzt. Ein Grill für die gemeinsamen Sommerabende wurde aus gefundenen Ziegelsteinen aus der schwedischen Zeit und einem ausgefrästen Stück Blech einer alten Landmaschine gemauert. Regale und Gartenmöbel wurden teilweise selbst gezimmert oder von lokalen Schreinern aus Bambusholz angefertigt. Fernseher aus Deutschland und ein mittlerweile eingerichteter Satellitenempfang erlauben es, dass die Mitarbeiter vor Ort die Geschehnisse in der Heimat nicht völlig aus den Augen verlieren. Jeder neue Mitarbeiter aus Deutschland trägt etwas zur Verbesserung der Wohnlichkeit vor Ort bei.

In dem nicht weniger schönen Blumengarten wurden rasch eine Schaukel und eine kleine Feuerstelle für die Kinder der Familien der ersten Düsseldorfer Bewohner des Hauses angelegt.

Ein Durchgang durch die hohe Hecke verbindet beide Grundstücke, so dass auch nach Feierabend ein reger kollegialer und freundschaftlicher Austausch möglich ist.

Aus Sicherheitsgründen wird ein Nachtwächter beschäftigt. Gesagne, oder richtiger „Ato Gesagne" („Ato" = amharisch: Ehrwürdiger Herr) ist ca. 60 Jahre alt und diente einst als Soldat in den Eritrea-Kriegen. Er ist herzensgut, hilfsbereit und immer sehr wachsam. Wenn man vor dem Zubettgehen noch einmal hinter dem Haus den wunderbar klaren Blick auf die leuchtende Milchstraße genießt, muss

22

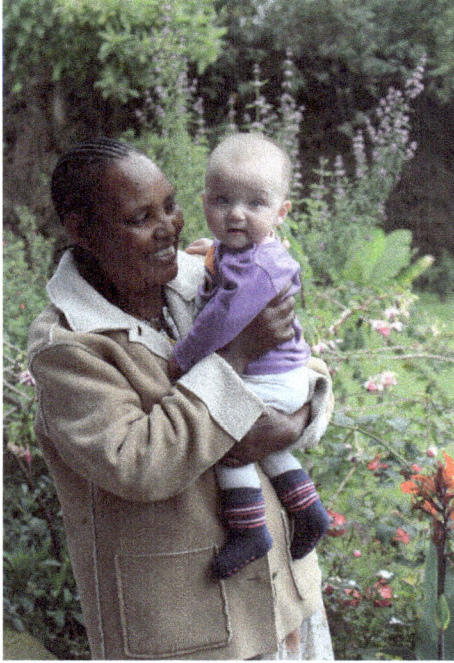

Interkultureller Zusammenhalt: Die Haushälterin Isgaharia mit
Clara, der Tochter von Dr. Orth

man sich hüten, unbedacht um die Hausecke
zu laufen: Es kann vorkommen, dass man bei
dieser Gelegenheit Ato Gesagne begegnet, der
durch das leise Geräusch alarmiert wurde – mit
hellwachen Augen und einer pinkfarbenen Pu-
delmütze auf dem Kopf, eine lange Machete in
der Hand. Sein Sohn Tesfa, ein eher schweigsa-
mer und zurückhaltender Charakter, wurde als
Nachtwächter für das zweite Haus eingestellt.
Er liebt es, die Stille der kurzen Abende und
der frühen Morgenstunden zu genießen.

Tagsüber wachen Kidist und Etaferahu über
die Häuser. Sie waschen die Wäsche, spülen
Geschirr, putzen und räumen auf. Da es kei-

ne gemeinsame Sprache gibt, funktioniert die
Kommunikation primär mit Zeichensprache,
und die Zusammenarbeit basiert zumindest zu
Beginn auf der Akzeptanz, dass sie so Ordnung
schaffen, wie sie es für richtig halten. Dazu gehörte z. B. auch, dass Kochgeschirr dekorativ
im Wohnzimmerschrank arrangiert wurde.
2013 wurde ein Teil des hinteren Gartens das
Zuhause von fünf Hühnern. Der Luxus eines
Holzhauses mit Auslauf wurde deutlich erweitert durch die Möglichkeit, sich tagsüber im
hinteren Teil des Gartens frei zu bewegen.
So idyllisch das Wohnhaus gelegen ist und
so gerne die ehemaligen Bewohner an die
Sonnenuntergänge über dem Rift Valley und
das Blütenmeer des Gartens zurückdenken, die
Wohngegend hat auch Nachteile: Aufgrund
der häufigen Stromausfälle vergehen einige
Abende bei Kerzenschein, und für den Fall der
selteneren, aber meist längeren Wasserausfälle
wurden Wassertanks im Garten installiert, welche zumindest zeitweise helfen, den Mangel zu
überbrücken. Auch der mobile Internetzugang
funktioniert nur lückenhaft.

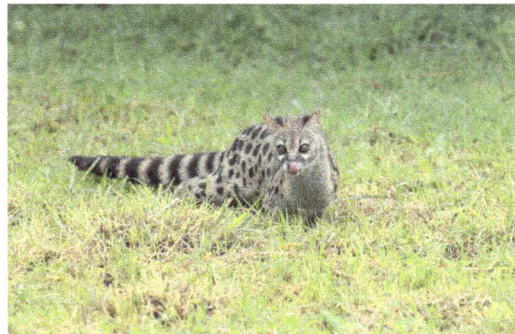

Ginsterkatze im Garten eines der Wohnhäuser

23

Zu einer anderen Zeit ...

Der äthiopische Kalender ist eine Variante des koptischen Kalenders. Er hat zwölf Monate zu je 30 Tagen und einen 13. Monat mit fünf, bzw. in Schaltjahren sechs Tagen. Ethiopian Airlines wirbt mit "13 months of sunshine".

Unserem gregorianischen Kalender hinkt der äthiopische Kalender um über sieben Jahre hinterher. Der 01. Januar 2015 in Düsseldorf war der 23. April 2007 in Asella. Daher muss bei jeder internationalen Kommunikation und Terminabsprache verständlich gemacht werden, ob die Zeitrechnung nach dem internationalen oder äthiopischen Kalender erfolgt. Auch die Tageszeit wird anders angegeben. Aufgrund der Nähe zum Äquator sind Tag und Nacht nahezu konstant 12 Stunden lang, beginnend jeweils um 6:00 Uhr unserer Zeit. Gut verständlich, dass man die Stunden ab Sonnenaufgang oder -untergang zählt. 2:00 Uhr in „local time" ist also 8:00 Uhr in „international time", was ebenfalls bei jeder Kommunikation verdeutlicht werden sollte, um Missverständnisse zu vermeiden.

Dem, aller mühevoller Absprachen zum Trotz, unterschiedlichen Verständnis von Zeit ist allerdings zuzuschreiben, dass man bei einer Verabredung um 2:00 Uhr „local time" doch am Ende meist erst einmal alleine ist. Der äthiopische Partner kommt fröhlich-freundlich ... zu einer anderen Zeit.

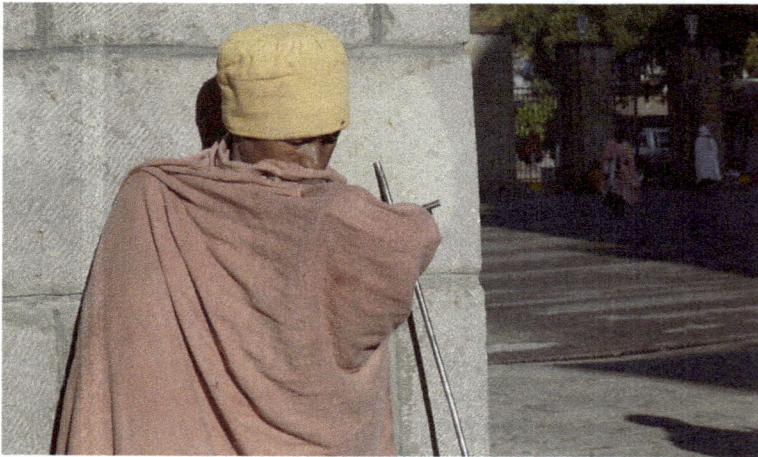

Traditionell gekleideter orthodoxer Mönch in Addis Abeba

Die fünfte Jahreszeit: Ernte

Das Tropeninstitut liegt inmitten der sehr fruchtbaren Arsi-Zone, der Getreidekammer Äthiopiens. Neben Weizen werden hier an den Hängen des Mt. Chilalo vor allem Teff (Zwerghirse), Hauptbestandteil der aus der äthiopischen Küche nicht wegzudenkenden Sauerteigfladen „Injeera", und Gerste für die Produktion des lokalen Biers „T'ela", aber auch Hirse, Mais, Bohnen, Hafer und verschiedene Linsensorten angebaut. Die Ackerbautradition reicht sehr weit zurück. Viele der in Europa und den USA kultivierten Weizensorten haben in Äthiopien ihren Ursprung. In Äthiopien erfolgt der Getreideanbau nur zu einem geringen Teil auf dem Boden riesiger Staatsfarmen und in den seltensten Fällen mechanisiert. Landesweit weitaus häufiger findet man Kleinbauern, die ihre ca. 1 Hektar großen Felder mit Hilfe des Einsatzes von Nutztieren bestellen. Die verschiedenen Getreidepflanzen keimen nach der Aussaat während der Regenzeit (Juni/Juli) aus. Im Anschluss an den Regen folgt die über Monate andauernde Trockenzeit, während der das Korn ausreift. Die Ernte ist nur mit Hilfe zahlreicher Erntehelfer zu bewerkstelligen. Die Ähren werden dabei meist mit Sicheln gemäht und gesammelt. Auf Dreschplätzen verrichten Ochsen ihre Arbeit als lebende „Dreschflegel" – in kleinen Gruppen werden die Tiere immer wieder über die verstreuten Ähren getrieben, bis sich alle Körner vom Stroh und der Spreu gelöst haben. Die weiteren Schritte sind meist Frauenarbeit: das Aussieben der Körner und das Aufschichten des Strohs zu großen Garben als Viehfutter für die Trockenzeit. Abgepackt in Säcke und hoch aufgetürmt auf Eselskarren, Pferdekutschen und LKWs verschwindet das Korn schließlich in den Hütten der Bauern und den großen Lagerhäusern der Händler. Die Erntezeit ist dabei für die Landbevölkerung von so großer Bedeutung, dass sogar die Fallzahlen für verschiedene Erkrankungen in Krankenhäusern und kleineren Gesundheitsstationen rückläufig sind. Die Menschen nehmen sich während dieser wichtigen Wochen keine Zeit für die eigene Gesundheit. Das Land mit seinen Bewohnern passt sich gleichsam dem stets wiederkehrenden Rhythmus aus Trocken- und Regenzeit, Aussaat und Ernte an.

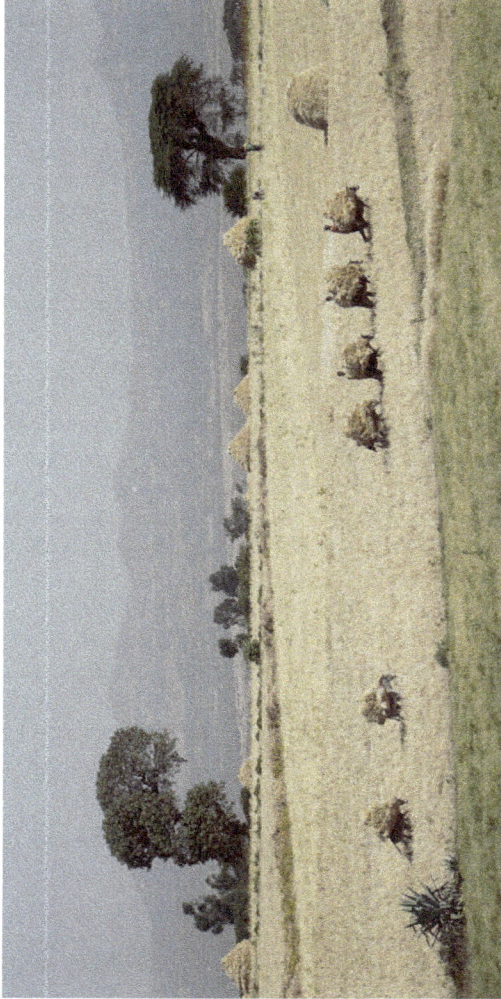

Getreideernte im Hochland bei Asella

Dürre

Nachdem sich Ende September die letzten vom indischen Ozean heranziehenden Regenschauer verzogen haben, beginnt die lange Trockenperiode. Die zu Beginn der Trockenzeit noch grünen Getreidefelder werden als gelbe und trockene Pflanzen in den Wintermonaten abgeerntet. Das voller Leben steckende Land wandelt sich. Bäche und Flüsse werden zu steinigen Gräben. Ganze Seen voller farbenfroher Wasservögel versanden und verwandeln sich im Laufe der trockenen Wochen und Monate in öde Wüsten. Aus den trockenen Ebenen im Osten des Landes treiben nomadisch lebende Afar und Somalis ihre Kamelherden auf der Suche nach Wasser und Nahrung in das höher gelegene Bergland in Oromia. Während der Regenzeit prächtig und kräftig anzuschauende, aber jetzt bis auf die Knochen abgemagerte Rinder knabbern kraftlos an auf den Feldern vergessenem Stroh. Allgegenwärtige Tüpfelhyänen verirren sich auf der Suche nach Nahrung immer häufiger mitten in Dörfer und kleinere Städte. Zum Höhepunkt der Trockenzeit ziehen Staubtornados durch die Tiefebenen des großen Grabenbruchs, und heiße Winde treiben ihre trockene Last durch jeden Spalt und jede Lücke in Häuser und Autos; fast alles wird durch eine rötliche Staubschicht bedeckt. Buschfeuer toben durch die Heidelandschaft in den Höhenlagen der über 4.000 m hohen Berge. Bedingt durch die Dürre häufen sich in dieser Zeit die Ausfälle der städtischen Wasserversorgung, so dass das Krankenhaus in Asella zeitweise seine OP-Kapazität einschränken muss, da nicht mehr ausreichend Wasser zur Vorbereitung der Instrumente zur Verfügung steht. Derzeit wird daher ein großes Wasserreservoir für die Versorgung des Krankenhauses errichtet.

Im Frühjahr und mit einsetzenden Westwinden werden endlich tropische Regenwolken aus dem Kongobecken in Richtung Äthiopien getrieben. Von Süden her kommt Regen auf. Aus großen Kumuluswolken ergießen sich Platzregen über die ausgetrocknete Erde. Schwere Gewitter ziehen durch das Rift Valley. Innerhalb weniger Tage erwacht die Natur zu neuem Leben. Die Bauern strömen auf die Felder, um mit dem Pflug den nun erweichenden Boden zu bearbeiten. Rinder, Pferde, Esel, Schafe und Ziegen fressen sich am frischen Grün satt. Die jährliche Trockenheit ist überwunden.

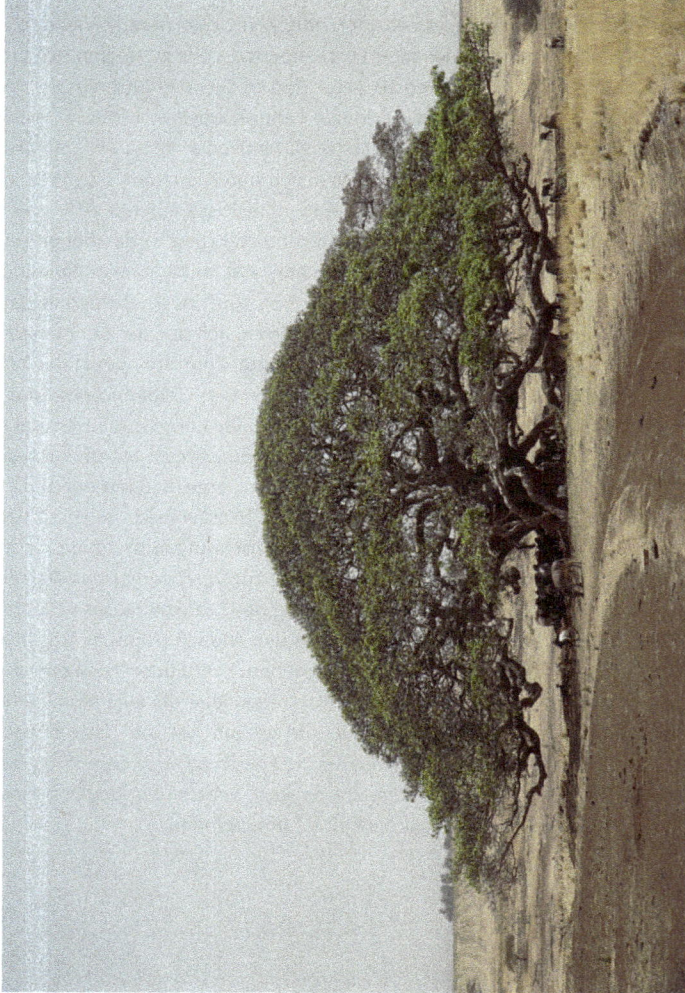

In der Trockenzeit suchen Mensch und Tier Schutz vor der sengenden Sonne

Unter Deutschen

Nicht gerade eine Metropole, dieses Asella. Die internationale Community im Städtchen ist überschaubar. Zwei bis drei Koreaner arbeiten in einem Projekt von KOICA, der südkoreanischen Entwicklungshilfeorganisation, vor den Toren der Stadt. Einige Inder und Kubaner sind als Lehrer an einer der verschiedenen Berufsschulen tätig. Einige US-Amerikaner leisten im Rahmen des Peace Corps Hilfe im ländlichen Äthiopien. Ein Franzose widmet sich der Rettung des äthiopischen Wolfes in den Bergen rund um Asella und chinesische Bauunternehmen errichten neben einzelnen Straßen auch das neue Stadion für die Athleten der Sportakademie.

Und dann leben in Asella noch wir, einige Deutsche. Bis in die erste Hälfte des Jahres 2015 gab es da noch einen Mitarbeiter der GIZ aus Dortmund, ein bekennender Borussia-Fan. Sieben Jahre lang hat der gelernte Landmaschinenmechaniker und studierte Sozialarbeiter für verschiedene Entwicklungshilfeorganisationen in Äthiopien gearbeitet. Zuletzt war er für die Organisation eines landwirtschaftlichen Trainingszentrums der GIZ auf dem Gelände einer nahegelegenen Staatsfarm verantwortlich, welches es sich zum Ziel gesetzt hat, die Mechanisierung der Landwirtschaft voranzutreiben. Professor Dietrich Birnbaum, Emeritus aus der Herzchirurgie, der leider 2017 verstorben ist, und Professor Frank Riedel, Emeritus aus der Kinderheilkunde, haben bis 2016 jeweils für mehrere Monate im Jahr das Krankenhaus in Asella und die Medizinische Fakultät durch Expertenwissen, Lehre und praktische Unterstützung in der Behandlung der Patienten unterstützt. Organisiert wurde dieser Austausch durch den DAAD. Zu Besuch kam auch Professor Dr. Eberhardt Becker, emeritierter Professor für Algebra und Rektor der Technischen Universität Dortmund. Am Ende bleiben noch die beiden Ärzte des HITM zu erwähnen, die mit Familie oder Partnern in Asella leben. So entsteht schnell ein vertrautes Miteinander, man kennt sich, hilft einander und tauscht nicht nur Informationen aus aller Welt, sondern auch Spezialitäten aus der jeweiligen Heimat untereinander aus. Besonders hoch im Kurs stehen würziger Schinkenspeck, Müsli und natürlich Schokolade. Zusammen mit den Kindern eines deutschen Kollegen wurde im November 2014 der wohl erste Martinszug in Asella abgehalten, und zu Ostern werden kleine Geschenke und Ostereier versteckt. So lebt man hier, im Ausland, mitten in Äthiopien und am Ende irgendwie doch – unter Deutschen.

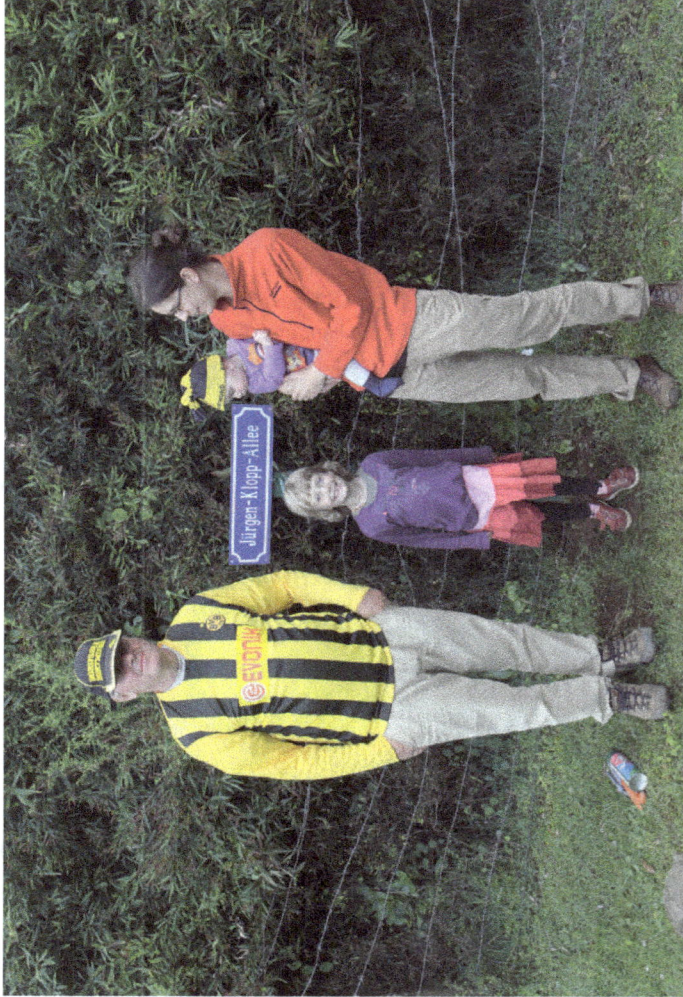

Mitglieder der deutschen „Community" bei einer inoffiziellen Straßeneinweihung in Asella

Flöhe

Die IUCN (International Union for the Conservation of Nature and Natural Resources) hat ihn noch nicht auf die rote Liste gesetzt, obwohl er weltweit zunehmend seltener wird. In Äthiopien hingegen erfreut sich *Pulex irritans*, der Menschenfloh, seines Daseins. Die lückenhafte Versorgung mit Leitungswasser und das enge Zusammenleben zwischen Mensch und Tier bieten ihm optimale Lebensbedingungen.

Die Einheimischen sind an die Flöhe gewöhnt und reagieren – wenn überhaupt – nur mit leichtem Juckreiz auf Flohstiche. Es sind insbesondere die „Faranjis", also weiße Ausländer wie wir, welche die Flöhe als Plage empfinden. Wenn zunächst leichter Juckreiz einsetzt, ist der Floh längst wieder verschwunden. Erst Stunden später ist das gesamte Ausmaß sichtbar: Mehrere gerötete Quaddeln nebeneinander fangen zunehmend an zu jucken. Übliche Insektenstich-Salben helfen einigermaßen, mit Insektenschutzmitteln lässt sich das Problem leidlich gut eindämmen.

Die Flöhe sind nur etwa 2 mm groß, sie bewegen sich lautlos und können bis zu 50 cm weit springen. Echte Akrobaten also. Dementsprechend gelingt es so gut wie nie, einen Floh dingfest zu machen. Nach bestimmten anatomischen Kriterien ist der Menschenfloh taxonomisch eindeutig vom Rattenfloh, dem Hauptüberträger der Pest, zu unterscheiden. Zum Glück ist *Pulex irritans* nur in sehr geringem Umfang in der Lage, Krankheiten zu verbreiten.

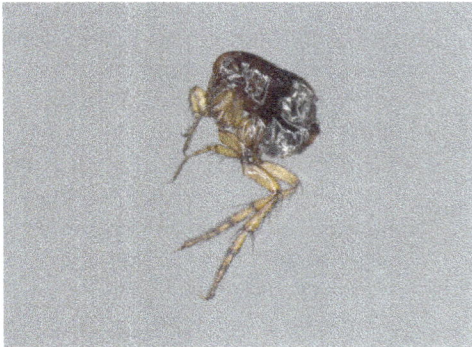

Äthiopischer Menschenfloh

Bauphase und erste Einrichtung des HITM

Die Lage

Das Gelände des Asella Teaching Hospital und der angeschlossenen Medizinischen Fakultät befindet sich am Ortseingang der Stadt Asella. Im Zentrum des Komplexes steht das Krankenhaus mit seinen zumeist einstöckigen Gebäuden mit verschiedenen Stationen, Ambulanzen und Laboren, einer Apotheke, Wäscherei, einer Küche, Archiven und Büroräumen. Es handelt sich um eine sehr aktive und stetig wachsende Ausbildungsstätte für Medizinberufe. Neben Ärzten werden hier Pflegekräfte, Laboranten und Health-Officers ausgebildet. Letztere Berufsgruppe durchläuft eine dreijährige Ausbildung, die teilweise an das Medizinstudium angegliedert ist. Health-Officers dienen der medizinischen Basis-Versorgung im ärztlich unterversorgten Äthiopien in einer Stellung, die zwischen Pflegekraft und Arzt eingestuft werden kann.

Eine große moderne Bibliothek, Seminarräume und ein Hörsaalgebäude dienen der Ausbildung. Eine einfache Mensa und einige kasernenartige Schlafkomplexe mit Mehrbettzimmern stellen die Versorgung der Medizinstudenten sicher. Gerade hier ist die Infrastruktur den wachsenden Zahlen von Studenten nicht gewachsen. Die Medizinstudenten beklagen regelmäßig mangelhafte hygienische Bedingungen in ihren Wohnheimen und eine Unterversorgung durch die Mensa. Staatlicherseits werden derzeit Maßnahmen zur Verbesserung der Situation unternommen. Auch das Hirsch-Institut befindet sich auf dem Areal, in der Nähe des Krankenhauses und der Labore.

Der Bau

Finanziell wurde das Bauvorhaben teilweise durch eine Spende des Düsseldorfer Unternehmers Wolfgang Hirsch ermöglicht. Die Planung erfolgte in enger Zusammenarbeit von Professor Häussinger und seinen Mitarbeitern mit der Architektin Uta Groß, die an der Universität von Adama angestellt war und dort an Ausbau und Vergrößerung der Universität mitwirkte.

Die Planung sah ein Gebäude mit Büro-, Labor- und Untersuchungsräumen sowie einem Seminarraum vor. Sowohl der Labortrakt als auch der Seminarraum haben separate Eingänge. Für Patienten besteht auf der überdachten Terrasse genügend Raum für einen Wartebereich, es sind Außentoiletten vorhanden, und die Behandlungsräume verfügen über einen separaten Zugang von außen.

Etwas abseits wurde ein Generatorhaus zur späteren unabhängigen Stromversorgung errichtet, welche inzwischen in Betrieb genommen werden konnte. Auf einem Turm befindet sich ein 2.000 Liter fassender Wassertank, um von einer nicht immer zuverlässigen städtischen Wasserversorgung, zumindest zeitweise, unabhängig zu sein.

Aufgrund des raschen Wachstums verfügte die Universität über eine erfahrene Abteilung für Infrastruktur, die für uns auch den Aufbau des Instituts mit einer dort ansässigen, bekannten Baufirma vorantrieb.

Es handelt sich um ein einstöckiges Gebäude in Massivbauweise, das den modernen Erdbebenschutz-Richtlinien entspricht.

Viel Holz wird zum Gerüstbau verwendet; anstelle einer Schubkarre wird Material von zwei Personen getragen, und bei der Bauweise fällt

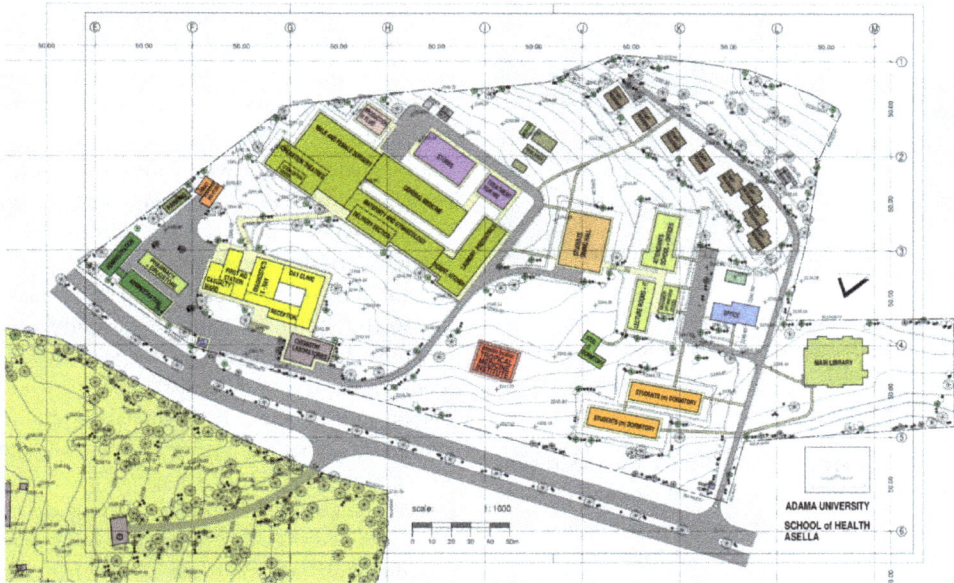

Lageplan des Krankenhauses in Asella mit Tropeninstitut (rot, Stand: 2009)

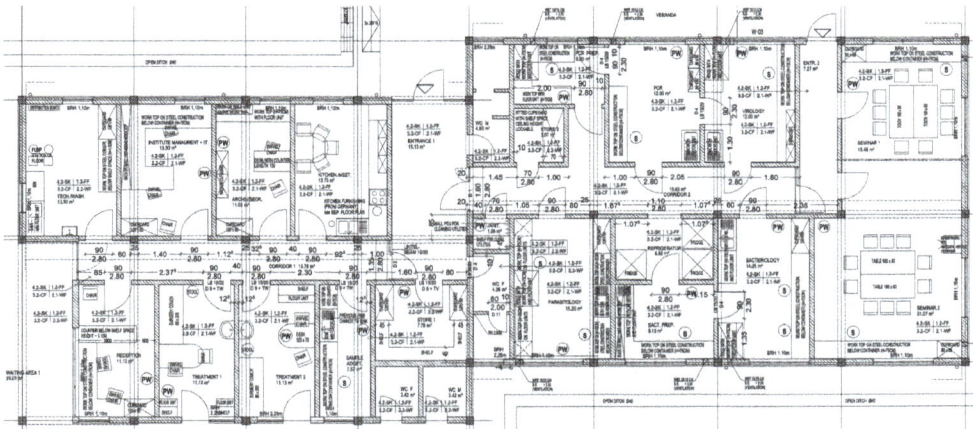

Grundriss des Instituts

33

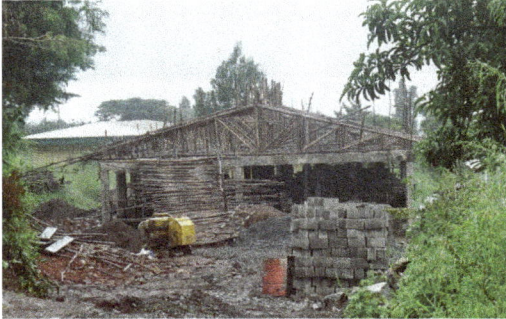
Rohbau des Instituts (2011)

auf, dass sämtliche Strom- und Wasserleitungen im Betonboden verschwinden. Letztendlich entstand ein Bau, der für lokale Bauverhältnisse herausragend war.

Eine Mitarbeiterin der Klinik für Gastroenterologie, Hepatologie und Infektiologie (Dr. Simone Kann) konnte über den Deutschen Akademischen Austauschdienst finanziert für ein Jahr im Krankenhaus arbeiten und somit die letzte Bauphase mitverfolgen und unterstützen. Hierzu gehörten unter anderem die Koordination des Aufbringens eines speziellen widerstandsfähigen Kunststoff-Bodenbelags in den Laborräumen und die Planung der Inneneinrichtung.

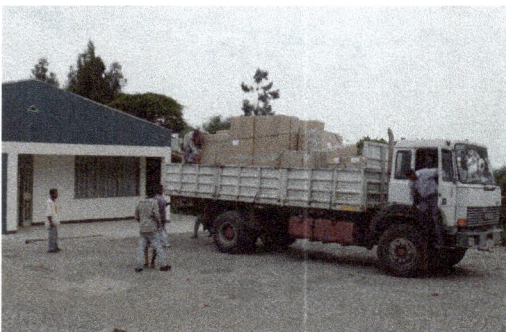
Die Labormöbel werden geliefert (2013)

Inneneinrichtung

Wie im Kooperationsvertrag vereinbart, übernahm der äthiopische Partner die Möblierung des Seminarraums und der Büroräume, wohingegen die Innenausstattung der Laborräume auf höchstem Qualitätsstandard von deutscher Seite getragen wurde.

Die Inneneinrichtung wurde durch eine staatliche Schreinerei in Asella angefertigt, die im Großbetrieb normalerweise Mobiliar für Schulen und Verwaltungsgebäude herstellt.

Die durch die Universität von Adama geplanten 30 Holzstühle für den Seminarraum wurden über das institutseigene Budget durch 30 moderne Polsterstühle ergänzt.

Gemäß den gehobenen Qualitätsanforderungen an die Laborausstattung wurden höchste Ansprüche an Stabilität, Passgenauigkeit und Oberflächen, die eine optimale Reinigung ermöglichen, gestellt. Staub und Durchzug würden die geplanten molekulargenetischen Untersuchungen unmöglich machen. Im gesamten östlichen Afrika war kein Produzent für Laboreinrichtung auf zufriedenstellendem Niveau zu finden.

Über entsprechende Empfehlungen wurde die Einrichtung bei einer Firma aus Dubai in Auftrag gegeben. Ein deutsch-äthiopischer Importeur verfolgte die Produktion und organisierte Verschiffung und Import des Containers der Labormöbel.

Aufgrund der hohen bürokratischen Hürden beim Import nach Äthiopien erreichte der Container den Bestimmungsort mit Verzögerung. Der Aufbau der Labormöbel durch zwei eingeflogene Mitarbeiter der Produktionsfirma aus Dubai dauerte eine knappe Woche.

Der Seminarraum wurde mit einem abschließbaren Bücherregal für eine kleine Bibliothek,

34

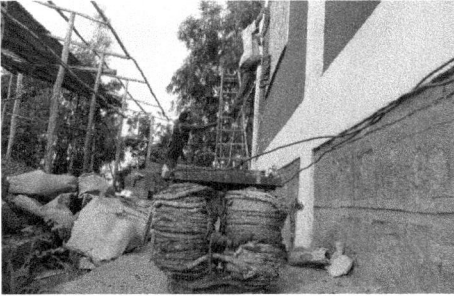

Auch bei den Werkzeugen, hier ein Schweißgerät, wird improvisiert

einem Whiteboard, einer Leinwand und einem Projektor ausgestattet.

Mit Zunahme der apparativen Ausstattung des Instituts wurden auch umfassende Maßnahmen zur Einbruchssicherung erforderlich. Die Glasscheiben waren dünn und ohne großen Widerstand zu brechen. Der Zaun zur Straße war nur zehn Meter entfernt und leicht zu erklimmen. Das Wachpersonal des Geländes bestand nur aus zwei mit Bambusstöcken bewaffneten Personen an jedem der beiden Haupttore.

Durch einen ortsansässigen Metallarbeiter wurde zur Erhöhung der Einbruchssicherheit mit Hilfe eines abenteuerlich anmutenden Schweißgeräts eine Vergitterung an Fenstern und Türen montiert.

Auch die Umgebung des Instituts nahm im Verlauf des Jahres 2012/13 Gestalt an. Der Vorplatz war bereits mit Kopfsteinpflaster belegt. Nach Fertigstellung des neuen Hörsaalgebäudes in direkter Nachbarschaft wurde das Pflaster durch das Institut bis dorthin erweitert. Die Grünflächen um das Gebäude wurden von Bauschutt und Gestrüpp befreit und Büsche und Blumen gepflanzt.

Die Anlage des Rasens brachte eine kleine Überraschung mit sich: Anstelle von Grassa-

men wurden zwei große Säcke mit frisch geernteten Setzlingen geliefert, die noch am gleichen Tag verpflanzt werden mussten.

Da anfangs einige Baumängel bestanden, waren Nacharbeiten erforderlich. So kam es bei heftigem Regen anfangs zu Wassereintritt durch die Institutsfenster und -türen, welche nachträglich abgedichtet und neu lackiert werden mussten. Klemmende Türen mussten abgeschliffen, lose Türklinken neu befestigt werden, und weitere andere kleinere und größere Reparatur- und Wartungsarbeiten waren zu verrichten.

Hinzu kam, dass sich seit der Planung des Gebäudes die Anforderungen an Raumaufteilung und Funktion der einzelnen Räume geändert hatten. So musste ein Schaltraum zwischenzeitlich in ein Büro umgewandelt werden, ein Laborraum wurde durch eine Schleuse in einen Reinraum umgewandelt, ein WC wurde in einen Generatorraum umgewandelt und ein Generatorraum in eine Werkstatt.

Im Frühling 2018, als das Mikrobiologielabor installiert wurde, folgten weitere Änderungen in der Aufteilung. Räume für einen Autoklaven, eine Sicherheitswerkbank, Brutschränke, eine Nährmedienküche und Waschgelegenheiten mussten eingerichtet werden.

Ein nicht unerheblicher Teil der Arbeiten wurde in Eigenleistung der deutschen Mitarbeiter sowie mit gelegentlicher Unterstützung eines in der Nachbarschaft lebenden GIZ-Mitarbeiters verrichtet. Für andere Dinge konnten auf Empfehlung regionale Handwerker gewonnen werden, welche teilweise durch internationale Organisationen ausgebildet waren und sehr ordentliche Arbeit leisteten.

Letztendlich ist ein multifunktionales Institut entstanden, in dem Lehre, Forschung, Verwal-

35

tung, klinische Untersuchung und Behandlung unter einem Dach möglich sind.

Durch unermüdliche Bemühungen des Institutsgründers und Direktors, Professor Häussinger, konnte zum Aufbau und der Einrichtung des Instituts Unterstützung von der Gesellschaft der Freunde und Förderer der Heinrich-Heine-Universität e. V., der Leber-Liga zur Förderung und Unterstützung chronisch Lebererkrankter e. V. und dem Rotary-Club Düsseldorf-Süd gewonnen werden.

Stromversorgung

Immer wieder kommt es in Asella zu Stromausfällen, die häufig mehrere Stunden bis Tage andauern. Ohne Strom für Projektor, Laborgeräte und Computer ist eine Arbeit im Institut nicht möglich. Sensible Laborgeräte leiden unter Spannungsschwankungen und ungeplanten Unterbrechungen. Noch wichtiger ist jedoch die ununterbrochene Versorgung der Kühltruhen. Bei einer Unterbrechung der Kühlkette kann die Arbeit von Monaten zunichte gemacht werden.

Eine erste Notstromversorgung erfolgte mittels eines kleinen 3 kW-Dieselaggregats, welches durch die Institutsmitarbeiter, außerhalb der Dienstzeiten durch einen Wachmann, in

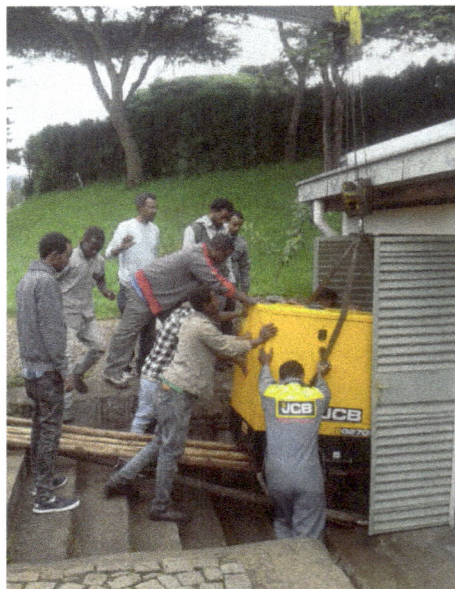
... wurden inzwischen durch ein größeres Modell ersetzt

Betrieb genommen wurde. Für den Fall eines Ausfalles stand für die Aufrechterhaltung der Kühltruhen ein kleineres Benzin-Aggregat zur Verfügung. Ein leistungsfähiger Generator zur Gewährleistung einer lückenlosen Stromversorgung des gesamten Instituts wurde Mitte 2016 mit freundlicher Unterstützung des Rotary-Clubs Düsseldorf-Süd installiert.

Inventar

Bereits in der Bauphase konnte ein vom Ministerium für Gesundheit, Emanzipation, Pflege und Alter des Landes Nordrhein-Westfalen finanziertes modernes Duplex-Ultraschallgerät (GE Vivid®) mit drei Schallköpfen nach Asella transportiert werden. Nur etwas größer als ein Laptop eignet es sich sehr gut für Untersuchungen am Krankenbett. Regelmäßig werden

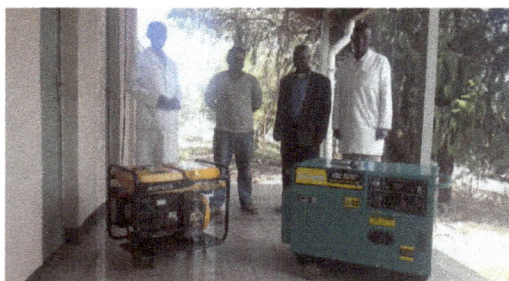
Die zwei Generatoren, welche in der Anfangszeit zur Überbrückung von Stromausfällen dienten...

die deutschen Kollegen von äthiopischen Ärzten und Studenten mit dem Gerät zur diagnostischen Hilfe und zu fachmännischem Rat angefordert. Inzwischen wurden mehrere äthiopische Internisten und ein Pädiater mit diesem Gerät in der Ultraschalluntersuchung des Bauchraums und des Herzens fundiert ausgebildet.

Mittlerweile erreichte ein zweites größeres Ultraschallgerät als Spende aus Deutschland das Institut und ist im dortigen Sonographieraum fest installiert.

Die Beschaffung von Laborgeräten und die regelmäßige Versorgung mit entsprechenden Verbrauchsmaterialien stellt eine der größeren logistischen Herausforderungen im Hirsch-Institut dar. Der äthiopische Markt für medizinisches Material ist sehr begrenzt, und beim Import treten regelmäßig bürokratische Hindernisse auf.

Der Erwerb der ersten Laborgeräte, eines Photometers und eines Koagulometers zur Untersuchung verschiedener Blut- und Gerinnungseiweiße erfolgte durch einen der wenigen Importeure für Medizinprodukte in Äthiopien. Das vorrätige Angebot, aber auch Schwierigkeiten beim Import von Ware, limitieren jedoch gelegentlich die Versorgung des Instituts. Später wurde über einen anderen Anbie-

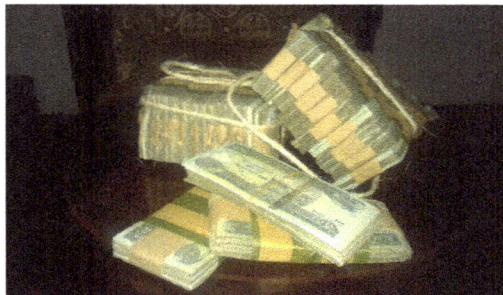

Bezahlt wird in bar: Das Geld für das Laborgerät. Der größte äthiopische Geldschein ist etwa 3 € wert

ter zur Vervollständigung des Basislabors noch ein Hämatologie-Gerät zur Untersuchung des großen Blutbildes erworben.

Die gute Beziehung zur Universität von Adama und wiederum deren Beziehungen zu den äthiopischen Behörden und Ämtern waren beim Import oft hilfreich und notwendig.

Die meisten zusätzlich angeschafften und verwendeten Geräte konnten durch Spenden verschiedener Industrieunternehmen finanziert werden. So wurden zwei Zentrifugen und ein PCR-Gerät (Mastercycler®) von der Firma Eppendorf, zwei Elecsys® 2010 Blutanalysatoren von der Firma Roche und ein Realtime Multiplex-PCR-Gerät von der Firma Qiagen gespendet. Nach Erhalt einer Forschungsförderung durch die Else Kröner-Fresenius-Stiftung wurde die Ausstattung des Labors mit einem GeneXpert®, z. B. für die Tuberkulose-Diagnostik, ermöglicht. Ein weiterer Ausbau der Laborkapazitäten mit einer speziellen Zentrifuge, einem *Ultra Deep Freezer* (-80 C) sowie einer Werkbank zur sicheren und sauberen Verarbeitung biologischer Proben konnte durch eine Spende des Rotary-Clubs Deutschland ermöglicht werden.

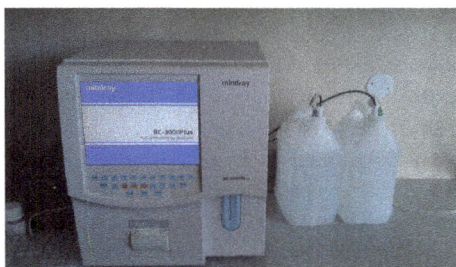

Das neue Hämatologie-Gerät

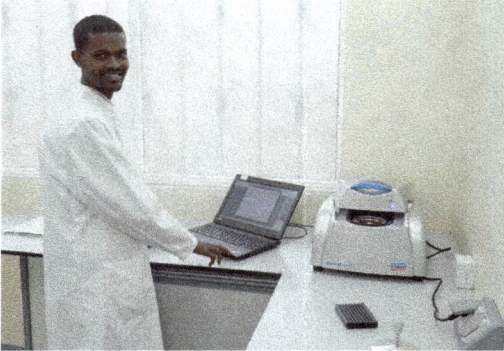

Der Parasitologe des Instituts M. Getachew mit dem neuen PCR-Gerät

Ein automatisches Blutkultur-Gerät (BacT/ALERT® 3D 120) wurde aus Forschungsmitteln des Bundesministeriums für Bildung und Forschung angeschafft und 2018 in Betrieb genommen.

Für Studienzwecke wurde ein durch die Heinz-Ansmann-Stiftung für AIDS-Forschung finanziertes Fibroscan®-Gerät eingeführt, welches durch die Haut als Elastographie-Verfahren die Steifigkeit der Leber messen kann. Hiermit können Lebererkrankungen wie Leberfibrose oder Leberzirrhose frühzeitig und nicht-inva-

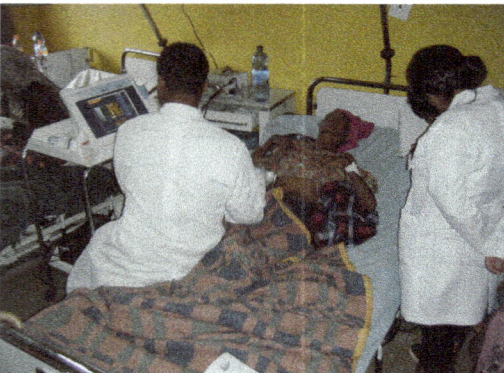

Fibroscan®-Gerät im stationären Einsatz

siv erkannt werden. Zum jetzigen Zeitpunkt ist dieses sicher das einzige Gerät in Äthiopien, vielleicht sogar im östlichen Afrika.

Für die Errichtung des Instituts, die Einrichtung und den täglichen Betrieb ist das Institut auf die großzügigen Spenden und Drittmittel angewiesen, welche mit unermüdlichem persönlichem Einsatz durch Professor Häussinger akquiriert wurden und weiterhin werden.

Personal

Mit Fertigstellung des Gebäudes kam aus der Düsseldorfer Klinik für Gastroenterologie, Hepatologie und Infektiologie Matthias Breuer als Instituts-Koordinator nach Asella. Im Vergleich zu seiner über den DAAD (Deutscher Akademischer Austauschdienst) entsendeten Vorgängerin hatte er keinen primären Auftrag im Krankenhaus, so dass er sich auf den weiteren Aufbau des Instituts konzentrieren konnte. Als Facharzt für Innere Medizin nahm er jedoch auch an Besprechungen und Visiten teil und wurde insbesondere zur sonographischen Diagnostik zurate gezogen.

Rasch bestätigte sich die Vermutung, dass eine direkte Anstellung von äthiopischem Personal durch die Universität Düsseldorf nicht möglich ist bzw. kaum zu bewältigende bürokratische Hürden aufwerfen würde. Dies war bereits im Kooperationsvertrag berücksichtigt worden, und die Bereitstellung einiger Arbeitskräfte durch den äthiopischen Partner war festgeschrieben. Im Rahmen der partnerschaftlichen Zusammenarbeit und der Stellung des Hirsch-Instituts als Kooperationsprojekt unter deutscher Leitung erfolgt nun die Einstellung von Personal für das Institut formal durch die äthiopischen Partner, allerdings organisiert

38

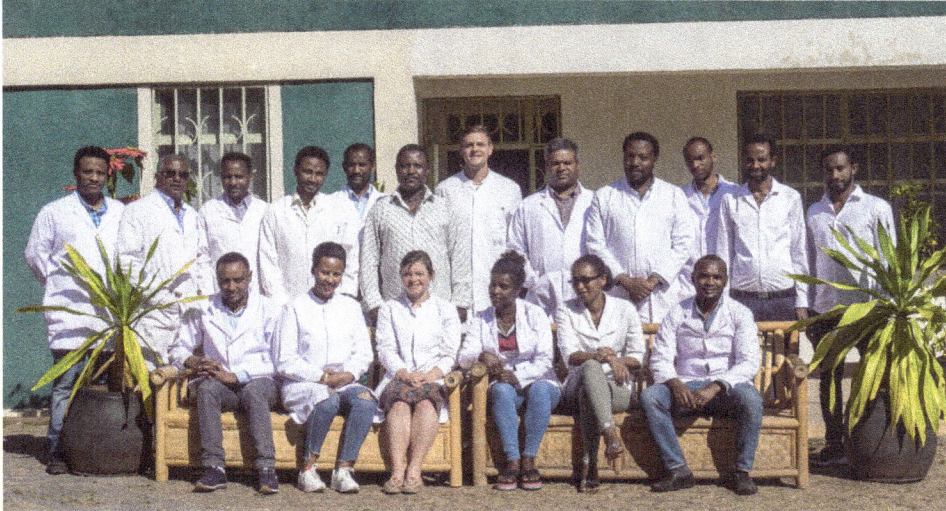
Das Team des HITM 2018

und weitgehend bestimmt durch die Koordinatoren des Instituts vor Ort.

Für den Regelbetrieb des Instituts wurden zunächst ein Institutsverwalter, ein Verwaltungsassistent, zwei Laboranten, zwei Wächter und drei Reinigungskräfte eingestellt. Für die anlaufenden Studien folgte die Einstellung von zwei Krankenschwestern.

Personaleinstellungen setzen in Äthiopien je nach Posten eine lokale, regionale oder nationale Stellenausschreibung voraus. Wer sich bis zum festgelegten Annahmeschluss mit vollständigen Bewerbungsunterlagen registriert hat, wird zum Auswahlverfahren zugelassen. Eine zuvor bestimmte Auswahlkommission trifft in einem kompliziert anmutenden Prozess nach möglichst objektiven Kriterien eine Entscheidung über die Neueinstellung. Dem Institutskoordinator ist durch dieses Verfahren die Möglichkeit der Auswahlfreiheit genommen. Diesem Verfahren liegt äthiopisches Recht zugrunde, mit dem Vetternwirtschaft und Korruption verhindert werden sollen.

Zum Personal des Instituts gehört ein Fahrer, der ebenfalls per Kooperationsvertrag von der äthiopischen Seite gestellt wird. Der erste Fahrer, Ato Shiferaw, ging zwischenzeitlich in den Ruhestand und wurde durch Ato Wendwesen ersetzt, einen gleichermaßen umsichtigen und gewissenhaften Fahrer. Er steht den Mitarbeitern des Instituts rund um die Uhr zur Ver-

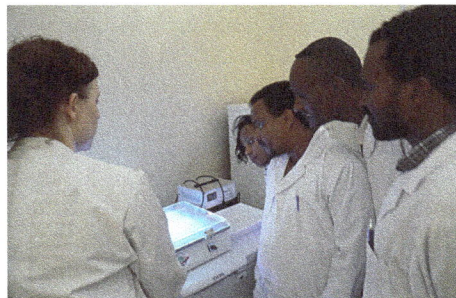
PCR-Ausbildung des Laborteams

39

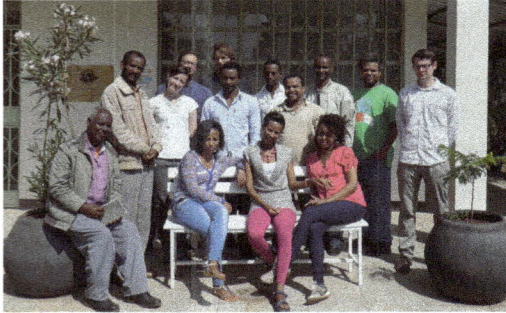
Studienpersonal des HITM im März 2015

fügung und kümmert sich liebevoll um „seine Autos". Auch übernimmt er kleinere Reparaturen selbstständig.

Mit zunehmender Studientätigkeit wurde der Personalstamm des Instituts weiter ausgebaut. Drei akademische Mitarbeiter (zwei Mikrobiologen und ein Parasitologe), drei Health Officers, eine Hebamme und eine zusätzliche Laborantin wurden eingestellt.

Seit August 2014 finanziert die Heinz-Ansmann-Stiftung für AIDS-Forschung die Stelle eines zweiten deutschen Arztes als Koordinator und Studienarzt in Asella. Hierfür konnten seit dem Sommer 2014 mehrere Ärzte von verschiedenen Standorten in Deutschland gewonnen werden. Durch gleichzeitige Entsendung von zwei Ärzten wird nun der gewachsenen Personalverantwortung, den organisatorischen Herausforderungen, der zunehmenden Studientätigkeit des HITM, aber auch der Mitarbeitersicherheit Rechnung getragen. Aktuell verfügt das Institut über insgesamt 26 teils in Vollzeit, teils in Teilzeit beschäftigte Mitarbeiter. Neben den beiden deutschen Koordinatoren arbeiteten im Sommer 2018 drei äthiopische Akademiker (Parasitologie und Mikrobiologie), ein Verwalter, ein Verwaltungsassis-

tent, drei Study Nurses, drei Laboranten, vier Health Officers, zwei Data Clerks, ein Fahrer, zwei Nachtwächter und vier Reinigungskräfte für das HITM. Mehrere Ärzte des Krankenhauses sind auf Honorarbasis und aus fachlichem Interesse an verschiedenen Studien beteiligt.

Kommunikation von Kontinent zu Kontinent

Die Absprache für weitere Planungen zwischen der Institutsleitung in Düsseldorf und den Mitarbeitern vor Ort in Asella stellt aufgrund der räumlichen Distanz und der teilweise unzuverlässigen Telefon- und Internetverbindung das Team des Instituts immer wieder vor Herausforderungen.

Die Anfertigung und Übersendung monatlicher „Asella-Berichte" ermöglicht es dem Direktor des HITM, Herrn Professor Dr. Häussinger, einen umfassenden Überblick über alle aktuellen Tätigkeiten und Ereignisse in Äthiopien zu erlangen, so beispielsweise bezüglich der Fortschritte im medizinisch-wissenschaftlichen Bereich, der Logistik (Personalangelegenheiten, Gebäude, Fahrzeuge etc.) und der finanziellen Situation. Die Sach- und Personalkosten zum Betrieb und Erhalt des Instituts belaufen sich auf ca. 100.000 € pro Jahr.

Fahrzeuge

Dem Institut stand seit der Bauphase und Einrichtung ein eigenes Allradfahrzeug (Toyota Landcruiser, Baujahr 1996, 3,0 l Turbodiesel) zur Verfügung.

Der Wagen wurde von einem Kollegen aus einer Nicht-Regierungsorganisation im Auftrag des Direktors des Instituts erworben. Nicht-Regierungsorganisationen, Unternehmen wie die

40

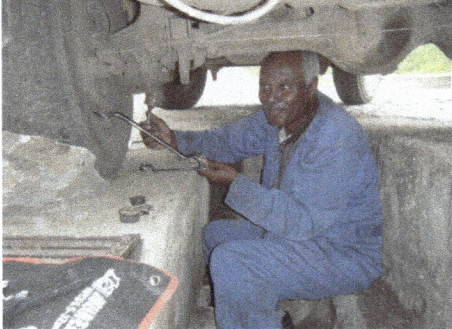
Der Fahrer Shiferaw bei Wartungsarbeiten am Institutsfahrzeug

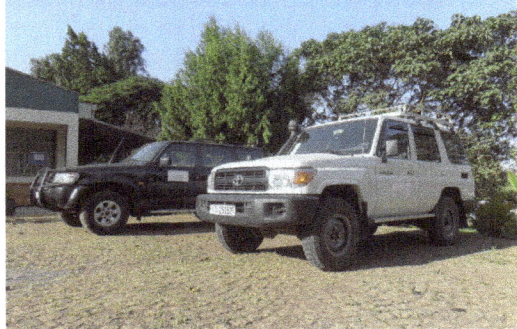
Die neuen Autos des Instituts

GIZ und auch der DAAD müssen für importierte Fahrzeuge glücklicherweise keinen Einfuhrzoll entrichten. Der übliche Zoll würde das Doppelte des Werts des Wagens betragen. Da zukünftige Koordinatoren nicht mehr dieses Zollprivileg haben werden, wäre bei einer Übertragung der Fahrzeughaltung auf den nachfolgenden Institutskoordinator dieser Importzoll nachträglich in voller Höhe fällig geworden. Auch hier half die Kooperation mit der äthiopischen Universität: Der Wagen wurde mit einem Vertrag zur exklusiven Nutzung durch das Hirsch-Institut an die Adama-Universität gespendet. Auch wenn dieser Prozess einfach klingt, so dauerte er doch sechs Monate und bedurfte vieler Briefe und Fahrten zu Behörden nach Addis Abeba, um eine Zulassung des Wagens im Namen der Universität von Adama zu erreichen. Bis dahin blieb dem Institutskoordinator zumeist nichts anderes übrig, als den öffentlichen Nah- und Fernverkehr Äthiopiens zu nutzen.

Mit Präsenz eines zweiten deutschen Arztes und dem Beginn weiterer Studien wurde ein zweiter Wagen erforderlich.

Mit dem bisherigen Fahrzeug konnten kaum mehr als zwei Personen über längere Strecken transportiert werden, größere Lasten fanden im kleinen Kofferraum keinen Platz und mussten auf dem Dachgepäckträger befestigt werden. Außerdem häuften sich die Reparaturen an dem fast 20 Jahre alten Fahrzeug. Die Wahl fiel daher auf ein größeres viertüriges Fahrzeug. Im Dezember 2014 gelang der Erwerb eines neuwertigen Nissan Patrol (Baujahr 2000, 3,0 l Turbodiesel) von einem das Land verlassenden deutschen Mitarbeiter der GIZ. Auch dieses Fahrzeug wurde mit entsprechendem exklusivem Nutzungsvertrag an die äthiopische Universität gespendet.

Nachdem das alte Fahrzeug zunehmend Probleme machte und sich Reparaturen häuften, wurde ein neues Fahrzeug erforderlich. Durch eine weitere Spende und die Unterstützung durch den äthiopischen Partner wurde im Herbst 2017 der Erwerb eines fabrikneuen Toyota Land Cruiser TDI 2.0 ermöglicht, welcher Anfang 2018 in Betrieb genommen werden konnte und seither zuverlässige Dienste auf und im Notfall auch abseits der äthiopischen Straßen leistet. Das alte Fahrzeug konnte daraufhin an die Medizinische Fakultät der Arsi-Universität übergeben werden, wo es weiterhin im Dienst der Patientenversorgung steht.

Täglich frische Eier

Einen Supermarkt, wie wir ihn kennen, gibt es in Asella nicht. Die größten Lebensmittelgeschäfte bestehen aus einem ca. 10 m² großen Raum mit einer Theke, mit diversen Lebensmitteln in mehr oder weniger gefüllten Regalen. Die angebotenen Eier, die meist in Drahtkörben neben der Theke hängend aufbewahrt werden, sind deutlich kleiner als bei uns. Nicht selten kommt es vor, dass man nach Kauf eines der meist aus der Hühnerschar hinter dem Lebensmittelladen stammenden Eier die verschiedenen Stufen der Embryonalentwicklung eines Vogels studieren kann. Aus diesem Grund wurde entschieden, eine eigene Hühnerhaltung zu etablieren, um die Versorgung mit frischen Eiern sicherzustellen.

In Asella werden schicke zweistöckige Hühnerhäuser gezimmert – mit verschließbarem Eingang, Blechdach und Klappen, durch welche die gelegten Eier nach außen rollen. Vom Eselskarren geliefert, fand das Hühnerhaus seinen Platz im hinteren Teil des Gartens eines der Wohnhäuser. Mit großem Eifer half Gesagne, einer unserer Nachtwächter, beim Anfertigen eines angemessenen Auslaufes aus Maschendraht. Auch bei der Auswahl legefreudiger Hühner auf dem lokalen Markt waren wir auf die Hilfe von Gesagne angewiesen – uns Deutschen ist das nötige Gespür zur Identifikation gesunder Legehennen verloren gegangen.

Nachdem die neuen Mitbewohner ihr Freigehege innerhalb einer Woche komplett abgegrast hatten und damit begannen, sich selber in die Quere zu kommen (Festlegen der „Hackordnung"), musste Abhilfe geschaffen werden. Das gesamte Grundstück wurde ringsum mit Hühnerdraht eingezäunt. Die Hühner hatten von nun an den ganzen Tag freien Auslauf im Garten. Und es gibt täglich frische Eier.

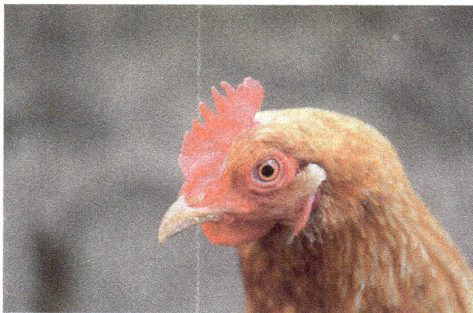

Eines der Haushühner im Garten

Tüpfelhyänen

Hyänen sind doch Aasfresser! Ausnahme: Die in Äthiopien vorkommenden Tüpfelhyänen, die sich vorrangig von der Jagd ernähren. Die Wohnstätten der Institutsmitarbeiter liegen in Ardu, einem Außenbezirk von Asella, angrenzend an bewirtschaftete und wilde Natur. Fast jede Nacht hört man die typischen *uuuuuiiiip!*-Laute durch die ansonsten stille Nacht klingen. Wenige hundert Meter hangabwärts befinden sich die Schlafhöhlen der Raubtiere.

Es sei in den letzten Jahren vorgekommen, dass unvorsichtige Wanderer, die über Nacht ungeschützt im Freien genächtigt haben, Opfer von Hyänen wurden. Auch Studenten des Universitäts-Campus im nahe gelegenen Adama seien bereits angegriffen worden. Schwer zu bewerten ist die äthiopische Volksweisheit, dass man als ausgewachsener Mensch vor einem Angriff von Hyänen keine Angst zu haben braucht, solange sie nicht in Gruppen von sechs oder mehr Tieren auftauchen. In der äthiopischen Stadt Harar werden Hyänen sogar gemäß einer Legende als Retter der Stadt verehrt und täglich mit Schlachtabfällen und Ähnlichem gefüttert.

Bislang wurden von unseren Mitarbeitern nur einzelne Tiere gesichtet, nachts vor den Scheinwerfern des Autos, als neugieriger Begleiter auf den Hängen des Mt. Chilalo während einer Wanderung oder selten in den Abendstunden in der Umgebung der Wohnhäuser. Aber Respekt einflößend sind die Tiere schon, vor allem wenn sie völlig unbeeindruckt von Menschen mit ihren überdimensionalen Vorderläufen und Köpfen am Auto vorbeigaloppieren.

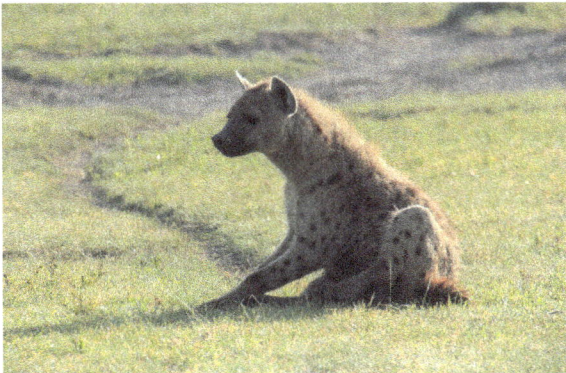

Junge Tüpfelhyäne

Straßenverkehr in Äthiopien

In Äthiopien herrscht Rechtsverkehr. In der täglichen Praxis wird der Rechtsverkehr jedoch nur als Empfehlung angesehen. Darüber hinaus besteht Gerüchten zufolge sogar
ein Rechtsfahrgebot auf zweispurigen Straßen. Dies ist jedoch praktisch nicht durch-
setzbar, da bei – meist innerorts gelegenen – zweispurigen Straßen üblicherweise die
rechte Spur durch anhaltende Minibusse und Fußgänger genutzt wird, welche gerne
auch zwecks einfacherer Kommunikation in Viererreihen die Straße nutzen. Im Schritt-
tempo bergauf fahrende LKW werden, wann immer sich Platz bietet, rechts überholt.

Im Zuge des wirtschaftlichen Aufschwunges werden immer mehr Straßen asphaltiert
und ermöglichen so schnelleres Fahren. An die Veränderungen und Gefahren, die ein
rascherer Verkehrsfluss mit sich bringt, müssen sich viele, vor allem die Kinder, erst
gewöhnen. Und so steht inzwischen auch die schulische Verkehrserziehung auf dem
Stundenplan. Auf den Straßen muss man ständig beachten, dass jederzeit Kinder oder
Erwachsene unvermittelt die Straße kreuzen können. Ein großes Verkehrshindernis stellen die Vierbeiner dar: Streunende Hunde gehören dabei noch zu den aufmerksameren
Verkehrsteilnehmern. Viele Äthiopier besitzen Nutztiere wie Schafe, Ziegen oder Rinder,
ohne über entsprechendes Weideland zu verfügen. Die Tiere grasen häufig am Rand der
Straße und überqueren diese spontan, um an das Gras auf der anderen Seite zu ge-
langen. Auch ganze Viehherden werden häufig entlang der Hauptverkehrsstraßen zu
frischem Weideland getrieben.

Eine Prüforganisation wie in Europa, die die Sicherheit der am Straßenverkehr teilneh-
menden Kraftfahrzeuge überwacht, gibt es bislang in Äthiopien nicht. Es liegt in der
eigenen Verantwortung der Fahrzeugbesitzer, die Sicherheit und Funktionsfähigkeit der
Fahrzeuge aufrechtzuerhalten.

In der in Äthiopien das ganze Jahr über gegen 18:00 Uhr einsetzenden Dunkelheit zu
fahren, ist den Mitarbeitern vieler Hilfsorganisationen aus Sicherheitsgründen untersagt.
Fahrzeuge mit schlecht eingestellten Scheinwerfern blenden, vorausfahrende Fahrzeuge
verfügen über kein funktionierendes Rücklicht, langsam fahrende Pferdefuhrwerke sind
gänzlich unbeleuchtet und nachts kaum auszumachen.

Mit etwas Eingewöhnung und Aufmerksamkeit kann man aber natürlich auch als Mit-
teleuropäer gefahrlos kürzere Strecken mit dem Auto zurücklegen.

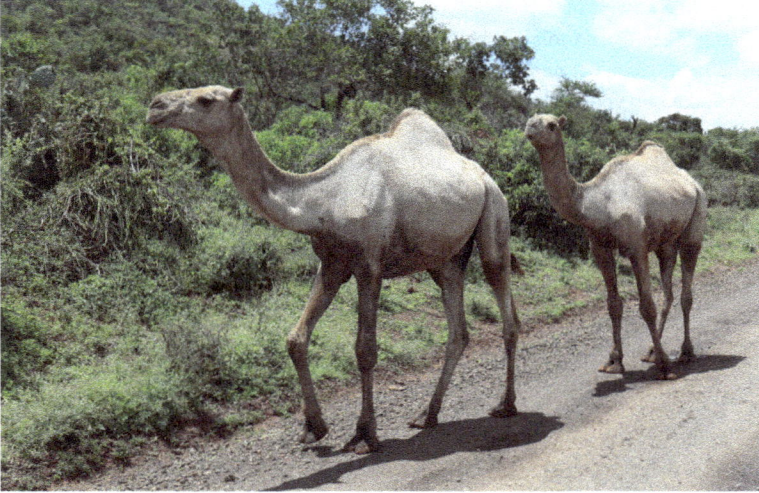
Gegenverkehr auf dem Land

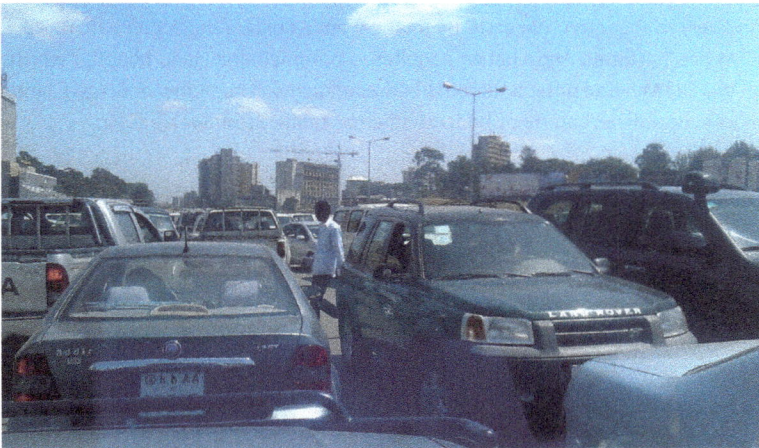
Straßenverkehr auf dem Meskel Square in Addis Abeba – gefahren wird, wo gerade Platz ist

Bautätigkeit

Wer mit dem Flugzeug in Addis Abeba landet, findet ein Land im Umbruch vor. Überall entstehen neue Straßen, Bahnlinien und Gebäude. Besonders auffällig sind die Baugerüste und Verschalungen von oft auch sehr hohen Gebäuden. Diese bestehen üblicherweise aus Eukalyptusholz, welches zur Stabilität des Gerüstes mit Seilen gesichert und verstrebt wird. In der Regel werden die benötigten Baumaterialien per Hand in die höheren Stockwerke transportiert. Dabei fällt auf, dass die schwere körperliche Arbeit häufig von Frauen verrichtet wird. Schubkarren sind selten; größere Lasten werden meist von zwei Arbeitern auf einer einfachen Trage transportiert. Mit diesen einfachen Mitteln wird der äthiopische Aufschwung und der Ausbau der Infrastruktur initiiert, mit dem Ziel, der rasch wachsenden Bevölkerung und den Bedürfnissen der Wirtschaft gerecht zu werden. Für den rasanten Ausbau zählen im Wesentlichen zwei Argumente: Geschwindigkeit und Kosteneffizienz!

Seit vielen Jahren werden Anstrengungen unternommen, eine fundierte Ausbildung in handwerklichen Berufen zu implementieren. Vor der Zeitenwende gab es hierfür Unterstützung aus der DDR, später wurde die Hilfe durch internationale Organisationen geleistet, wie z. B. der GIZ oder der Initiative „Menschen für Menschen".

Wenn man sich ein wenig im Land auskennt, wird man über Empfehlungen jederzeit gut ausgebildete Handwerker finden. So wurden in der Bau- und Einrichtungsphase des HITM Handwerker engagiert, die erste Baumängel am Gebäude beglichen haben. Auch die im HITM beschäftigten Ärzte haben geholfen, wo immer eine Hand benötigt wurde. So verfügt das HITM heute unter anderem über regendichte Fenster im Labortrakt, einen abwaschbaren, desinfizierbaren Fußboden und eine stabile Stromversorgung.

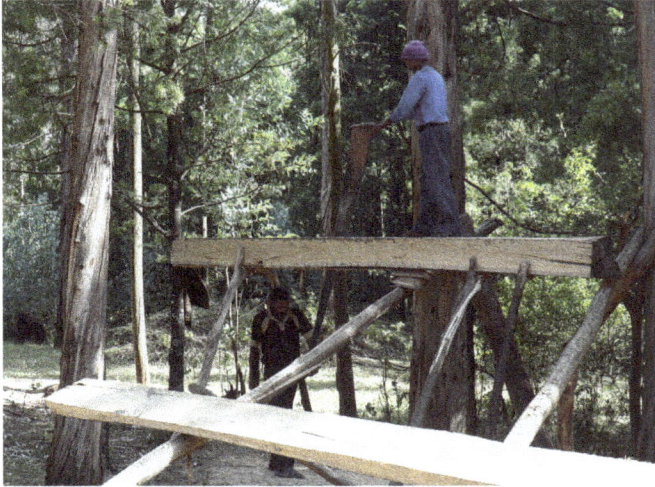

Vieles ist in Äthiopien immer noch Handarbeit. So wie hier z. B. das Zurechtsägen von Brettern als Bauholz aus Eukalyptus-Stämmen

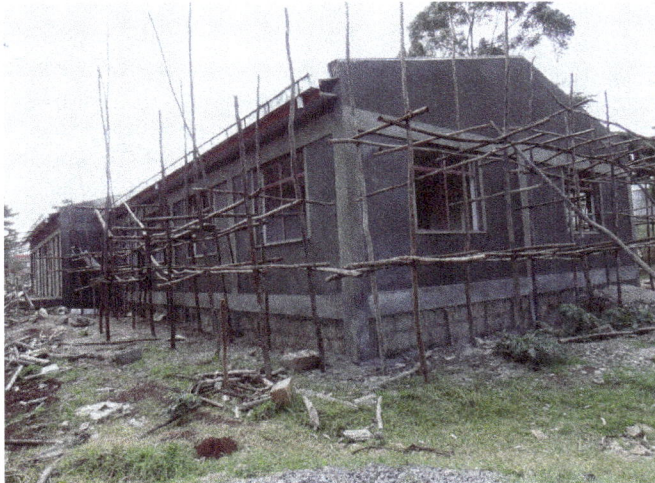

Der traditionell eingerüstete Rohbau des Hirsch-Instituts im Jahr 2011

Forschungsprojekte

Ätiologie chronischer Lebererkrankungen im Asella Teaching Hospital der Arsi-Region, Äthiopien (CLD-Studie)

Aus vorangegangenen, in Äthiopien durchgeführten epidemiologischen Erhebungen ist die hohe Zahl chronisch leberkranker Patienten bekannt. Auch im Asella Teaching Hospital (ATH) fiel den dort tätigen deutschen Ärzten ein hoher Anteil von Patienten mit klinischen Zeichen einer Leberzirrhose auf. Eine zielgerichtete Therapie zugrunde liegender Erkrankungen (z. B. chronische Virushepatitiden) ist dabei im äthiopischen Gesundheitssystem *de facto* nicht möglich. Auch Folgekomplikationen wie Dekompensationen der Leberzirrhose mit hepatischer Enzephalopathie, Aszites, hepatorenales Syndrom und Varizenblutungen oder sogar ein auf dem Boden der Zirrhose entstandenes hepatozelluläres Karzinom können nur sehr eingeschränkt (allenfalls durch Parazentese und diuretische Therapie) bzw. gar nicht behandelt werden. Die Ätiologie der jeweilig zugrunde liegenden Lebererkrankung ist dabei zumeist gänzlich unbekannt. Aus diesem Grund versucht die *Chronic Liver Diseases* (CLD)-Studie typische Ursachen der Lebererkrankungen in der Arsi-Region aufzuklären, um so die Organisation möglicher Therapien zu ermöglichen. Zur elastographischen Untersuchung der Leber wurde das Institut mit einem für Äthiopien wohl einzigartigen Fibroscan®-Gerät ausgestattet. Insgesamt wurden 149 Patienten mit elastographischem Hinweis auf eine chronische Lebererkrankung (Fibroscan®-Ergebnis $\geq 7,6$ kPa), davon 86 mit Anhalt für eine Leberzirrhose (Fibroscan®-Ergebnis ≥ 13 kPa), sowie 167 Kontrollpatienten ohne Hinweise auf eine Lebererkrankung (Fibroscan®-Ergebnis ≤ 6 kPa) hinsichtlich möglicher Ursachen von chronischen Lebererkrankungen untersucht. In vor Ort durchgeführten serologischen Untersuchungen war die Zahl von HBs-antigenpositiven Befunden und somit die Anzahl der Patienten mit einer Hepatitis-B-Virusinfektion erwartungsgemäß hoch. Überraschend selten zeigten sich positive Hepatitis-C-Befunde. Seromarker für eine HIV-Infektion fanden sich bei 15,3 % der stationären Patienten und damit deutlich häufiger als im Bevölkerungsdurchschnitt. Es zeigte sich kein Unterschied zwischen Patienten mit und ohne Lebererkrankung. Auffällig war die hohe Rate an Patienten mit sonographischen Zeichen der Rechtsherzinsuffizienz bei Patienten mit pathologischem Fibroscan®-Ergebnis (44 %) im Vergleich zu den Kontrollpatienten. Hier zeigten sich nur bei 5 % der untersuchten Patienten Zeichen einer Rechtsherzinsuffizienz. Es ist bekannt, dass eine Rechtsherzinsuffizienz sowohl Ursache für eine Leberzirrhose sein kann, als auch falsch positive Elastographie-Ergebnisse bedingen kann. Höheres Lebensalter, eine Hepatitis-B-Virusinfektion sowie Analphabetentum waren mit einer Lebererkrankung assoziiert. Erste Ergebnisse der Studie wurden auf dem Kongress für Infektionskrankheiten und Tropenmedizin in Würzburg 2016 vorgestellt (siehe Referenz 17). Zur weiteren Untersuchung und Auswertung der Proben in den Laboren des Universitätsklinikums Düsseldorf erfolgte der Export der Blut- und Serumproben nach Deutschland.

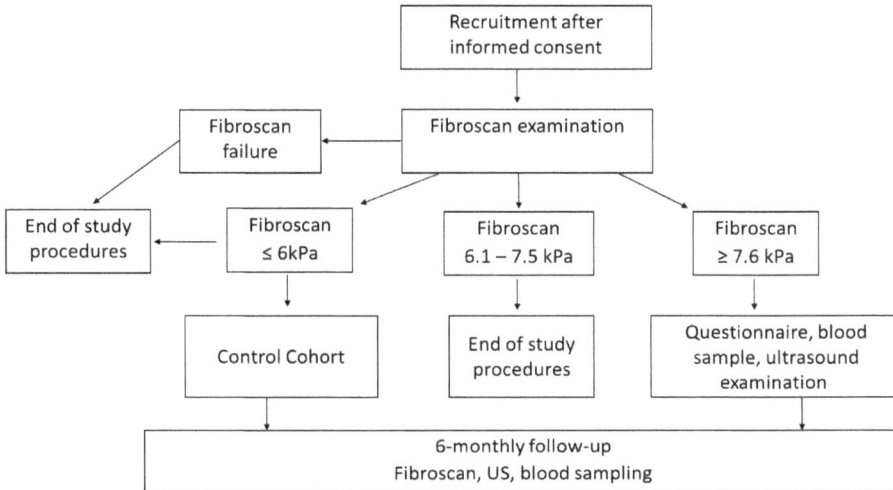

Flussdiagramm der CLD Studie

ESTHER-Studie zur Prävalenz von Infektionskrankheiten mit Einfluss auf die Morbidität und Mortalität von Müttern und Neugeborenen

Im Rahmen der Kooperation mit der europäischen ESTHER (*Ensemble pour une solidarité thérapeutique hospitalière en réseau*)-Allianz wurde im Juni 2014 nach umfassender Vorbereitung eine weitere klinische Studie im ATH gestartet. Ende Juni 2015 konnte die Rekrutierungsphase mit Einschluss von fast 600 Frauen in die Studie zur Prävalenz von Infektionskrankheiten bei Müttern und Neugeborenen abgeschlossen werden. Letzte Follow-up-Untersuchungen wurden im August 2015 durchgeführt. Die Studie hatte die Identifizierung von gefährdenden Erkrankungen für Mütter und Neugeborene im ATH und die Einleitung einer gezielten Therapie zur Verbesserung der Mutter-Kind-Gesundheit und Verhinderung einer

Mutter-Kind-Transmission zum Ziel. Hierbei erfolgte eine enge Kooperation der Mitarbeiter des Tropeninstituts mit den Abteilungen für Gynäkologie und Pädiatrie sowie bei Bedarf der HIV-Klinik des Krankenhauses. Mütter und Neugeborene wurden durch Personal des Tropeninstituts klinisch untersucht und

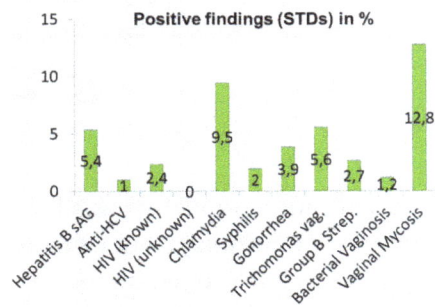

Prävalenzen sexuell übertragbarer Erkrankungen bei den 592 schwangeren Teilnehmerinnen der ESTHER-Studie in Asella, Äthiopien

49

verschiedene mikrobiologische Proben gewonnen. Daraus erfolgte die Diagnostik auf verschiedene Krankheitserreger wie *Chlamydia trachomatis* (Serovare D-K), *Treponema pallidum*, *Neisseria gonorrhoeae*, HIV, HBV, HCV oder Streptokokken der Serogruppe B.

Bei Nachweis eines entsprechenden positiven Befundes bei präpartaler Untersuchung der Mutter erfolgt noch vor Geburt des Kindes die Einleitung einer spezifischen Therapie durch die Kollegen der Gynäkologie sowie die gezielte Nachuntersuchung des Kindes in der Pädiatrie. Im Rahmen dieser Untersuchungen konnten bereits zahlreiche therapiebedürftige Befunde erhoben werden. Eine entsprechende Behandlung der betroffenen Frauen und deren Partner, sowie ggf. der Kinder, wurde sichergestellt. Es fiel dabei vor allem eine hohe Zahl von Chlamydien-Infektionen auf. Gegebenenfalls können hier weitere spezifische Untersuchungen in Deutschland erfolgen. Mehrere Nachfolgestudien können, basierend auf den Ergebnissen dieser Studie, entwickelt werden. Erste Studienergebnisse wurden im Rahmen einer Posterpräsentation auf dem Deutsch-Österreichischen AIDS-Kongress (DÖAK) in Düsseldorf 2015 sowie dem Kongress für Infektionskrankheiten und Tropenmedizin (KIT) in Würzburg 2016 vorgestellt (siehe Referenzen 15, 16, 18, 19, 22). Abschließende Ergebnisse wurden 2018 veröffentlicht (siehe Referenz 2).

ESTHER Studie zu Prävalenz, Risikofaktoren und mikrobiellem Spektrum nosokomialer Infektionen im Asella Teaching Hospital (HAI-Studie)

Das ESTHER-Projekt "Prevention and clinical management of hospital-acquired infections at Asella Teaching Hospital, Central Ethiopia" wurde 2017 als äthiopisch-deutsches Partnerprogramm ins Leben gerufen, um die Patientensicherheit in Bezug auf nosokomiale Infektionen im ATH zu verbessern.

Die Förderperiode dauert bis zum April 2019. In dieser Zeit erfolgen diverse Schulungsmaßnahmen, insbesondere zum Themenbereich Krankenhaushygiene und Händedesinfektion, sowie ein Ausbau des mikrobiologischen Labors und eine Studie zur Erfassung der Prävalenz, der Risikofaktoren und des Behandlungserfolges nosokomialer Infektionen in sämtlichen Abteilungen des Krankenhauses.

In einer ersten Studienphase (bis August 2018) wurden über 600 stationäre Patienten während ihres gesamten stationären Aufenthaltes auf das Auftreten von im Krankenhaus erworbenen Infekten untersucht. Die ersten Daten zeigen dabei erstaunlich hohe Raten an Besiedelung mit multiresistenten Erregern. Die Studienergebnisse sollen unter anderem dazu dienen, einen gezielteren Einsatz von Antibiotika in Asella zu ermöglichen und dadurch die Entwicklung resistenter Keime zu reduzieren.

Prädiktoren für die Entwicklung eines medikamentös-toxischen Leberschadens unter Tuberkulosetherapie (DILI-Studie)

In Kooperation mit dem ATH und sechs kooperierenden Gesundheitszentren in der Umgebung des Krankenhauses wurde nach entsprechendem Ethikvotum und logistischen Vorbereitungen die Rekrutierungsphase für die *Drug-Induced Liver Injury* (DILI)-Studie abgeschlossen. Die Studie untersucht die Prävalenz verschiedener funktionell relevanter Mu-

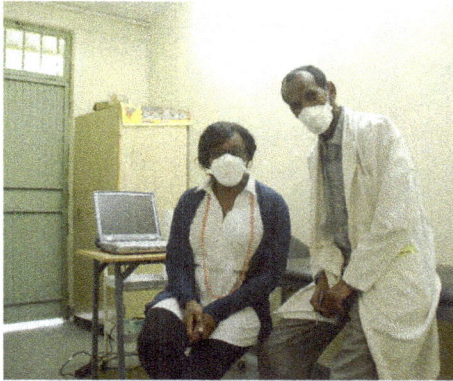

Frau Biomdo, Master-Studentin und Stipendiatin der Else Kröner-Fresenius-Stiftung und der Health Officer Kasim Rabo vor Untersuchung eines TB-Patienten der DILI-Studie

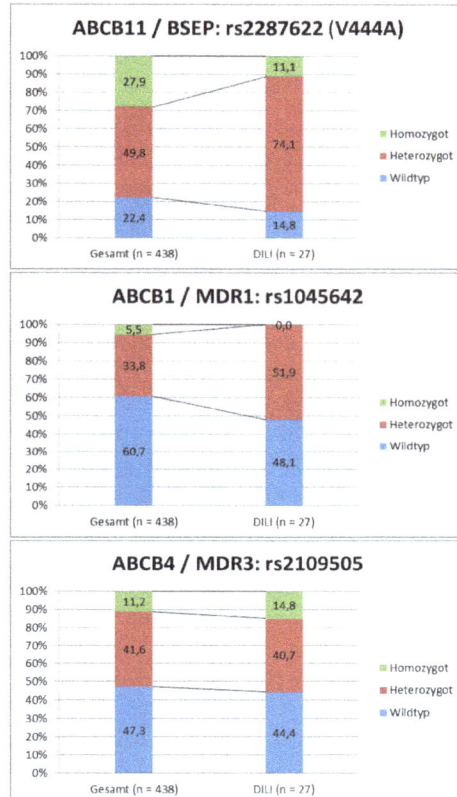

Beispiele der genetischen Polymorphismusanalysen bei den Patienten der DILI-Studie

tationen der *Bile Salt Export Pump* (BSEP) und anderer Galletransporter bei medikamentös induzierter Leberschädigung unter Tuberkulosetherapie. Bekanntermaßen erhöhen Einflussfaktoren wie höheres Alter, weibliches Geschlecht, Mangelernährung, bestehende chronische Lebererkrankungen oder eine hepatotoxische Co-Medikation (z. B. antiretrovirale Therapie bei HIV-Infektion) das Risiko des Auftretens eines medikamentös-toxischen Leberschadens. Der zugrunde liegende Pathomechanismus ist bisher nicht vollständig aufgeklärt. Verschiedene Mutationen der Gene der Transportproteine BSEP, MDR1 und MDR3, wie z. B. der Polymorphismus V444A, wurden jedoch als funktionell relevante und häufige Varianten hepatobiliärer Transportproteine beschrieben. Therapeutische Optionen wie der Einsatz von Ursodeoxycholsäure zur Steigerung der Cholerese stehen zur Verfügung. Mit dieser Studie sollen die in der Oromia-Region von Äthiopien auftretenden Mutationen untersucht werden. Im Rahmen der Studie erfolgte die Etablierung der PCR-Technik in den La-

borräumen unseres Instituts. Dies wird auch in Zukunft ein weites Spektrum an diagnostischen und wissenschaftlichen Möglichkeiten eröffnen.

Erste Studienergebnisse wurden auf dem nationalen Äthiopischen Tuberkulosekongress in Addis Abeba 2017 präsentiert (siehe Referenz 24). Eine weitere Auswertung der Daten erfolgt derzeitig.

51

Aktives Case-Finding von Tuberkulosepatienten in der Community in und um Asella (CONTRA-TB-Studie)

Mit Hilfe des Förderpreises der Else Kröner-Fresenius-Stiftung wurde ein Projekt zur Tuberkuloseforschung in der Region um Asella durchgeführt. Durch Screening mittels standardisierter Fragebögen sollen ebenfalls erkrankte Familienmitglieder von neu diagnostizierten Tuberkulosepatienten frühzeitig identifiziert werden, um die Schwere der Erkrankung, die Sterberate und die Häufigkeit einer weiteren Übertragung von Tuberkulose zu reduzieren. Vorangehende Daten hatten gezeigt, dass vor allem Haushaltsangehörige von Patienten mit Lungentuberkulose von einer möglichen Ansteckung betroffen sein können und ihrerseits Tuberkulose bis zur Diagnose ihrer Erkrankung und Therapieeinleitung übertragen können. Durch diese Studie sollte eine Möglichkeit aufgezeigt werden, zukünftig die Übertragungsrate und damit die Inzidenz der Tuberkulose in der Region zu senken. Um die Tuberkulose mit hoher Sensitivität diagnostizieren zu können, wurde das Labor des Hirsch-Instituts mit einem GeneXpert®-Gerät ausge-

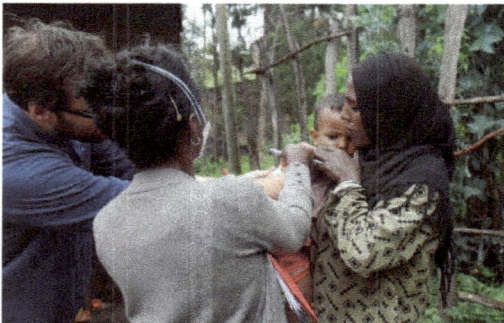

Untersuchung eines Kleinkindes im Rahmen eines Hausbesuchs während der CONTRA-TB-Studie

stattet. Tuberkulosekulturen erfolgten in ausgewählten Fällen in Kooperation mit dem Oromia Regional Lab in Adama.

Bei 17 von 144 (12 %) mikroskopisch negativen Primärfällen konnte die bis dahin ausschließlich klinisch diagnostizierte Infektion molekularbiologisch gesichert werden. Von noch größerer Bedeutung sind vier Fälle (3 %) von resistenter Tuberkulose, die mit der herkömmlichen Diagnostik ebenfalls nicht erfasst wurden. Die betroffenen Patienten konnten umgehend an ein Referenzzentrum zur entsprechenden ergänzenden Diagnostik und Therapie vermittelt werden. Bei Einleitung einer Standard-Tuberkulose-Therapie bei diesen Patienten besteht ein hohes Risiko für ein Therapieversagen mit Fortschreiten der Erkrankung und andauernder Ansteckungsgefahr mit resistenten Tuberkulose-Bakterien für Kontaktpersonen.

Insgesamt konnten die Haushalte von 144 Patienten mit neu diagnostizierter pulmonaler Tuberkulose eingeschlossen werden. Dabei wurden 601 Haushaltskontakte untersucht und bei 84 dieser Personen mit anamnestischen oder klinischen Hinweisen auf eine mögliche Tuberkulose wurde eine weiterführende Tuberkulose-Diagnostik veranlasst. Hierbei konnten acht neue Fälle von Tuberkulose (1,3 % der Haushaltskontakte) entdeckt werden (fünf Erwachsene, drei Kinder). Bei diesen Personen konnten durch die frühe Diagnose und Einleitung einer Therapie Komplikationen der Erkrankung und weitere mögliche Ansteckungen im Umfeld verhindert werden.

Obwohl die Rate von Infektionen bei Haushaltskontakten in dieser Studie geringer war als bei Untersuchungen in Ländern mit mittlerem und niedrigem Einkommen in der Vergangenheit, ist eine effektive Durchführung eines solchen Screenings für die Kontrolle der Tuberkulose-Epidemie in Äthiopien essentiell. In Zusammenarbeit mit den lokal Verantwortlichen des nationalen äthiopischen Tuberkulose-Programms wurden die Möglichkeiten der Umsetzung der WHO-Empfehlungen diskutiert und Unterstützung seitens des Hirsch-Instituts auch nach Beendigung der Studie zugesichert.

Die Resultate wurden auf den nationalen Äthiopischen Tuberkulosekongressen 2016 in Dire Dawa und 2017 in Addis Abeba und auf internationalen Konferenzen präsentiert (siehe Referenzen 11, 13, 20, 25, 27).

Prävalenz von parasitären Darmerkrankungen bei symptomatischen HIV-Patienten

Auf Initiative des Parasitologen Million Getachew werden Stuhlproben von symptomatischen HIV-Patienten auf Darmparasiten (Cryptosporidien, Cyclospora und Isospora) untersucht und die Ergebnisse mit anamnestischen Daten und dem aktuellen Immunstatus korreliert. Hierfür werden Stuhlkonzentrations- und Stuhlfärbetechniken verwendet, wie sie in Deutschland standardmäßig zum Einsatz kommen, aber bisher in Äthiopien kaum Verwendung finden. Ziel ist es, die Prävalenz verschiedener parasitärer Darmerkrankungen bei gegenüber parasitären Infektionen empfänglicheren HIV-Patienten zu ermitteln. Die Rekrutierungsphase für diese Studie wurde Ende Juli 2015 begonnen.

137 Patienten wurden bisher in die Studie eingeschlossen, 71 (52 %) mit und 66 (48 %) ohne Diarrhoe. In 29 (21 %) Proben ließ sich mindestens ein Parasit nachweisen, am häufigs-

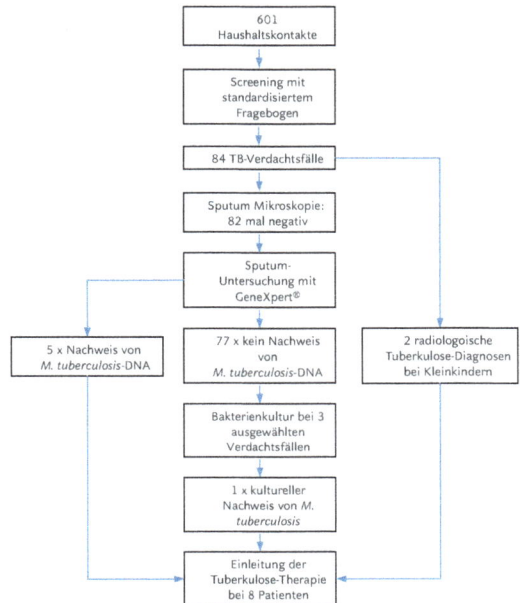

Ergebnisse der Tuberkulose-Diagnostik bei den 601 untersuchten Haushaltskontakten der CONTRA-TB-Studie

ten *Cryptosporidium*, gefolgt von *G. lamblia*. Es konnte eine Korrelation zwischen Diarrhoe, Genuss von rohen Lebensmitteln und beeinträchtigtem Immunsystem (CD4-Zellzahl) hergestellt werden. Dies zeigt die Bedeutung von

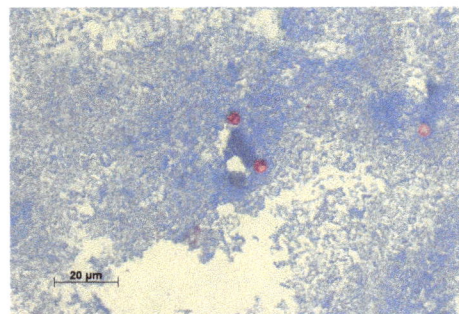

Mikroskopisches Bild von Cryptosporidien im Stuhl eines HIV-Patienten (Erreger rot eingefärbt)

53

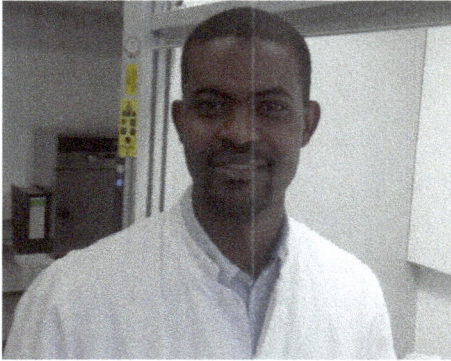

PhD-Stipendiat Million Getachew

Verbesserungen der Hygienebedingungen, regelmäßigem Screening und konsequenter Behandlung von intestinalen Parasiten vor allem bei HIV-positiven Patienten.

Vorläufige Studienergebnisse wurden auf der Jahrestagung der Deutschen Tropenmedizinischen Gesellschaft (DTG) 2017 in Bonn und auf dem Kongress für Infektionskrankheiten und Tropenmedizin (KIT) 2018 in Köln vorgestellt (siehe Referenzen 6, 9, 14).

In einer zweiten Phase der Studie wurde gegen Ende 2017 eine neue Technik (ParasiTrap®) zur parasitologischen Stuhldiagnostik einge-

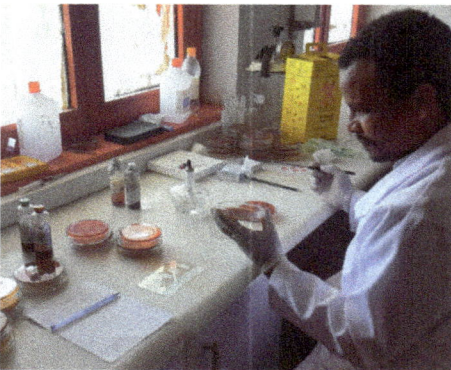

Institutsmitarbeiter bei der mikrobiologischen Diagnostik

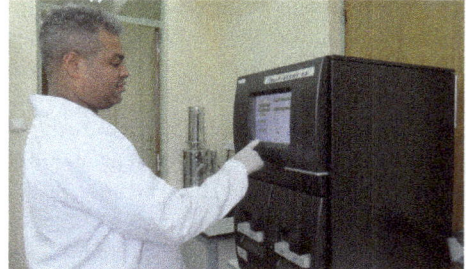

Das Blutkultur-Gerät (BacT/ALERT 3D 120) im Mikrobiologielabor des Instituts

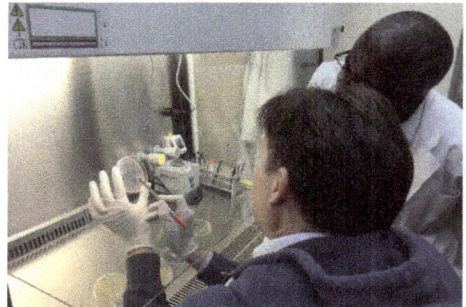

Mikrobiologie-Training am Hirsch-Institut

führt. Mit dieser Technik wird die Möglichkeit des Nachweises von Parasiten in den Stuhlproben betroffener Patienten verbessert. Ziel ist es, Risikofaktoren für bestimmte Infektionen bei Studienteilnehmern in der Arsi-Region von Äthiopien zu identifizieren.

Identifizierung bakterieller Infektionserreger in der Arsi-Zone (IDA-Studie)

Akute Infektionskrankheiten und Sepsis gehören zu den führenden Todesursachen in Subsahara-Afrika. Detaillierte Informationen zur Epidemiologie spezieller ansteckender Krankheiten und ihrer Erreger stehen in Bezug auf Ostafrika im Allgemeinen und der Arsi-

54

Zone in Äthiopien im Besonderen nicht zur Verfügung.

Im Jahr 2014 hatte ein Mitarbeiter des Friedrich-Löffler-Instituts im Rift Valley einige Bodenproben entnommen, die sehr starke Signale für *Burkholderia pseudomallei*, dem Erreger der Melioidose, gezeigt hatten.

Vergleichbare Aktivität kennt man von Melioidose-Hotspots in Nord-Thailand. Eine Ausbreitung der Melioidose auf dem afrikanischen Kontinent ist bisher weitgehend unbekannt. Die Datenlage für Äthiopien und das gesamte östliche Afrika ist äußerst dürftig. Aus dem Bedürfnis, diese Lücke zu schließen, entwickelte sich ein weiteres ambitioniertes Forschungsvorhaben des Hirsch-Instituts.

Im Rahmen des Studienvorhabens sollen erstmalig systematisch die Erreger bakterieller Infektionen im Asella Hospital (und im späteren Verlauf gegebenenfalls auch in den umgebenden Health Centers und Krankenhäusern) identifiziert werden. Eingeschlossen werden Patienten mit fieberhaften Infekten.

Eine leistungsfähige mikrobiologische Diagnostik wurde in den letzten Monaten und Jahren in Asella aufgebaut. Diese dient neben der wissenschaftlichen Tätigkeit selbstverständlich auch der Versorgung der Patienten am Standort. Im Rahmen der Studie konnte ein Ausbruch von Läuse-Rückfallfieber durch *Borrelia recurrentis* aufgedeckt werden, welcher zahlreiche Opfer unter der Bevölkerung Asellas und der Umgebung forderte. Insgesamt wurden 63 Krankheitsfälle mit einer Letalität von 13 % bestätigt. Durch Therapiemaßnahmen und epidemiologische Eingrenzungen der Infektionsquelle gelang es, den Ausbruch zu beenden. Eine Zusammenfassung wurde 2018 publiziert (siehe Referenz 1). In Fällen, in denen eine genaue Erreger-Eingrenzung nicht

vor Ort möglich ist, werden Proben zur weiteren Analyse an einen unserer Kooperationspartner nach Deutschland exportiert. In einer ersten Phase werden übliche bakterielle Erreger und ihre Antibiotika-Resistenzmuster aus Proben charakterisiert, welche in der klinischen Routine im ATH gewonnen wurden.

Tafese Beyene, einer der Mikrobiologen am HITM, führt gerade seine Promotionsarbeit zu diesem Thema in Düsseldorf durch. Erste Ergebnisse stellte er 2018 auf dem Kongress für Infektionskrankheiten und Tropenmedizin (KIT) 2018 in Köln vor (siehe Referenzen 4, 7, 15–18).

Mikrobiologische Befunde und Resistenzbestimmungen lagen für insgesamt 684 Patienten vor, welche zwischen April 2016 und Juni 2018 stationär im ATH behandelt wurden. Bei insgesamt 83 nachgewiesenen Erregern zeigten sich 38 (46 %) gramnegative und 43 (52 %) grampositive Bakterien sowie 2 (2 %) Candida.

In der weiteren Differenzierung der 43 grampositiven Bakterien zeigten sich 25 Isolate (58 %) von *Staphylococcus aureus* und 18 Isolate (40 %) von koagulase-negativen Staphylokokken. Bei den 38 gramnegativen Erregern zeigte sich in 16 Fällen (42 %) *E. coli*, in 15 Fällen (39 %) *Klebsiella pneumoniae*, und in 4 Fällen (11 %) *Pseudomonas aeruginosa*.

Zur Bestätigung der Befunde wurden MALDI-ToF, VITEK2 und PCR-Analysen in Düsseldorf durchgeführt. Dabei zeigten sich alarmierend hohe Raten an extended spectrum β-lactamase (ESBL)-bildenden Bakterien unter den gramnegativen Isolaten (81 %) und eine Carbapenem-Resistenz in 7,4 % der Isolate.

Bei 22 der 27 gramnegativen Bakterien, bei denen eine Resistenzgen-Analyse gelang, konnten folgende ESBL-Gene aufgezeigt werden:

TEM 17 (77 %), CTXM-1 Gruppe 15 (68 %), SHV 6 (27 %) und CTX-M-9 Gruppe 2 (9 %). Unter den ESBL-Isolaten enthielten 11 (50 %) sowohl CTX-M-1- als auch TEM-Gene. Wir detektierten zudem die Carbapenem-Resistenzgene *bla*NDM-1 in einem *Klebsiella pneumoniae*-Stamm und *bla*NDM-1 plus *bla*OXA-51 in einem *Acinetobacter baumannii*-Isolat.

Diese vorläufigen Befunde unterstreichen die Bedeutung von Antibiotika-Resistenzen für das Gesundheitssystem in der Studienregion, sowie mutmaßlich großen Teilen Subsahara-Afrikas. Weitere Studien zur Ermittlung von Risikofaktoren für Infektionen mit resistenten Erregern und therapeutischen Konsequenzen werden aktuell unternommen.

Immunmodulation durch *Helicobacter pylori*

Es mehren sich Hinweise darauf, dass die bakterielle Besiedelung des Magen-Darm-Trakts einen tiefgreifenden Effekt auf die menschliche Gesundheit ausübt. Unter anderem wurden gastrointestinale Bakterien als wichtige Einflussfaktoren auf die Immunantwort identifiziert. Kürzlich konnte berichtet werden, dass eine chronische Infektion mit *Helicobacter pylori* mit einer verminderten Immunaktivierung und besserem Krankheitsverlauf bei HIV-infizierten Patienten assoziiert ist. Solche Interaktionen sind elementar für das Verständnis von Immunmodulation und Immunpathologie und könnten bei der Behandlung alltäglicher Erkrankungen aus dem kardiovaskulären Formenkreis, von Allergien und Autoimmunerkrankungen klinische Bedeutung erfahren.

Derzeit wird eine Interventionsstudie durchgeführt, welche systematisch die Immunmodulation durch eine chronische *Helicobacter-pylo-ri*-Infektion und deren klinische Bedeutung in Asella analysieren soll.

Im Rahmen dieser Studie wird, mit Unterstützung durch ein DAAD-Stipendium, einem äthiopischen Wissenschaftler die Teilnahme an einem neu gegründeten internationalen PhD-Programm an der Heinrich-Heine-Universität Düsseldorf ermöglicht.

Ebenso können sich motivierte Master-Studenten in die Studie einbringen. Des Weiteren wurden das Laborpersonal und ausgewählte Wissenschaftler in speziellen Techniken der Zellaufbereitung geschult. Hierfür wurden weitere Geräte beschafft und am HITM installiert, wie z. B. ein Ultra Deep Freezer und eine gekühlte Zentrifuge.

Die ersten Studienergebnisse wurden auf dem Kongress für Infektionskrankheiten und Tropenmedizin (KIT) 2018 in Köln präsentiert (siehe Referenz 5).

Risikofaktoren, Erregerspektrum und Behandlungsergebnisse bei Patienten mit Sepsis im Asella Teaching Hospital

Sepsis ist ein unterschätztes Krankheitsbild in Afrika, obwohl die Mortalität in dieser Region besonders hoch ist. Übliche diagnostische Scores und Behandlungsalgorithmen sind für die Situation in Entwicklungsländern kaum evaluiert. Im Rahmen der Studie wird der prognostische Wert des „sequential organ failure assessment" (SOFA)- und des qSOFA (= quickSOFA)-Score untersucht. Darüber hinaus werden Blutkulturen aus Patientenblut auf zugrundeliegende Erreger und deren Resistenzprofile analysiert.

Kürzlich veröffentlichte Daten belegen, dass Antibiotikaresistenzen, insbesondere bei gramnegativen Bakterien in Entwicklungsländern in Afrika und dem Rest der Welt, einen zunehmenden Stellenwert haben.

Im Rahmen der Studie sollen Risikofaktoren für einen negativen Krankheitsverlauf herausgearbeitet werden, welche letztlich in einfach umzusetzenden Empfehlungen für den klinischen Umgang mit Sepsis-Patienten münden sollen. Die Studie wird gefördert durch das Bundesministerium für Bildung und Forschung (BMBF).

In einer bisherigen Analyse aus 202 Patienten mit klinischen Zeichen einer Sepsis (SOFA-Score $\geq$ 2) zeigten sich große Schwierigkeiten bei der Diagnosestellung einer Sepsis, häufig wurde die Diagnose nicht korrekt gestellt.

Isolierte Bakterien bei Sepsis-Patienten zeigen besonders Antibiotikaresistenzen gegen die üblicherweise eingesetzten Substanzen.

Daten aus der ersten Studienphase wurden auf dem Kongress für Infektionskrankheiten und Tropenmedizin (KIT) 2018 in Köln präsentiert (siehe Referenz 4).

In einer zweiten Studienphase sollen diagnostische Algorithmen auf ihre Praktikabilität in Entwicklungsländern und Resistenzmechanismen der Bakterien genauer untersucht werden. Im Rahmen der Studie wurde ein modernes Blutkultur-Analysesystem (BacT/ALERT® 3D 120) in Asella installiert, welches die Diagnostik von Blutstrominfektionen beschleunigen und zuverlässiger machen soll.

HRP2-defiziente Malaria tropica

Die Diagnosestellung der lebensbedrohlichen Malaria tropica basiert außerhalb von Zentren heutzutage häufig auf der Anwendung von Schnelltests, welche keine aufwendigen Ressourcen voraussetzen.

Die marktüblichen Testsysteme basieren dabei auf dem Nachweis des histidin-reichen Proteins 2 (HRP-2), welches spezifisch für den Erreger *Plasmodium falciparum* ist.

In den vergangenen Jahren konnten jedoch in zunehmendem Maße Erregerstämme isoliert werden, welchen das HRP-2 fehlt, ohne dass es dadurch zu einem milderen Krankheitsverlauf kommt. Infektionen mit diesen Erregerstämmen können somit nicht durch die gängigen Testsysteme erkannt werden, was die zunehmenden Erfolge der WHO in der Malaria-Kontrolle gefährdet.

In den Nachbarländern Eritrea und Kenia wurden zuletzt hohe Raten an HRP2-Defizienz ermittelt. Für Äthiopien gibt es aktuell noch keine Untersuchungsergebnisse.

Seit dem Sommer 2018 werden am HITM daher Blutproben von mikroskopisch gesicherten Fällen von Malaria tropica aus zwei Endemiegebieten im Grabenbruch (Ziway Dugda und Abomsaa) auf das Vorhandensein von HRP2 (und HRP3) untersucht. Neben der Analyse mit Schnelltests erfolgt zusätzlich eine genetische Analyse der Erreger. Dazu werden PCR-Protokolle entwickelt und kooperierende Wissenschaftler und Laboranten in der Durchführung der Analysen geschult.

Kooperationsprojekte mit weiteren Instituten und Universitäten

Das HITM bemüht sich auf nationaler und internationaler Ebene um wissenschaftlichen Austausch. Hierfür unterstützen die Mitarbeiter des Instituts die Aktivitäten anderer Forschungseinrichtungen in Äthiopien durch Hilfe bei Organisation, Logistik und Akquise von Probenmaterialien. Die Koordinatoren des Instituts stehen mit mehreren medizinischen Forschungseinrichtungen im In- und Ausland in Kontakt.

Hierzu zählen das Friedrich-Löffler-Institut in Greifswald, das Armauer Hansen Research Institute in Addis Abeba, das Ethiopian Health and Nutrition Research Institute, das Ethiopian Biodiversity Institute, das Oromia Regional Laboratory in Adama, das Black Lion Hospital in Addis Abeba, das Adama Hospital, das Bekoji Regional Hospital, die Adama Science and Technology University und die Jimma University.

Im Rahmen des ESTHER-Projekts "Prevention and clinical management of hospital-acquired infections at Asella Teaching Hospital, Central Ethiopia", werden darüber hinaus Workshops, Schulungen und Forschungsvorhaben gemeinsam mit anderen Partnern des ESTHER-Netzwerkes durchgeführt. Dabei handelt es sich insbesondere um Deutsche Institutionen in Hamburg, München, Frankfurt und Berlin, sowie deren afrikanischen Partnern in Ruanda, Tansania, Äthiopien, Kenia, der Elfenbeinküste und Ghana. Im Rahmen des Netzwerkes erfolgt auch ein innerafrikanischer Austausch, welcher es zum Beispiel im Mai 2018 drei Mitarbeitern des ATH ermöglichte, an einem Workshop zu antimicrobial stewardship bei einer ESTHER-Partnerinstitution im Kenyatta Hospital in Nairobi, Kenia, teilzunehmen.

Anerkennung durch das Äthiopische Ministerium für Wissenschaft und Technologie

Beim äthiopischen Ministerium für Wissenschaft und Technologie und dem dort angesie-

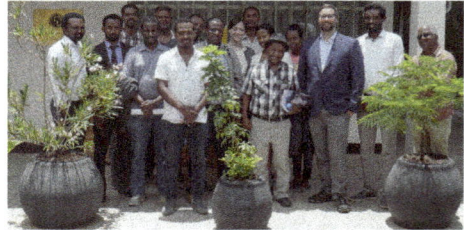

Besuch einer Delegation des äthiopischen Ministeriums für Wissenschaft und Technologie (mit Prof. Tilahun, dem Sprecher des Ethikkomitees, in der Mitte mit Hut)

delten Ethikkomitee für wissenschaftliche Studien wurde in letzter Zeit die Einreichung zahlreicher Studienvorhaben und die hohe Qualität der eingereichten Antragsdokumente aus einer bis dahin unbekannten Institution bemerkt.

Aus diesem Grunde wurde im April 2018 eine Delegation unter Professor Tilahun, dem Sprecher des Ethikkomitees, nach Asella entsandt, um dem Hirsch-Institut für Tropenmedizin einen Besuch abzustatten.

Die Delegation wurde freundlich im HITM begrüßt und zeigte sich beeindruckt von der effizienten Organisation und der für äthiopische Verhältnisse herausragenden technischen Ausstattung der Labors. Professor Tilahun begrüßte zudem die dadurch bestehenden Möglichkeiten für äthiopische Ärzte und Wissenschaftler, an Forschung, Aus- und Weiterbildung, sowie internationalen Netzwerken zu partizipieren.

Weitere Aktivitäten
Engagement des Hirsch-Instituts in Zusammenarbeit mit der ESTHER-Initiative zur Verbesserung der Krankenhaushygiene im ATH

Zum Zeitpunkt der Aufnahme der Aktivitäten des HITM in Asella waren im ATH we-

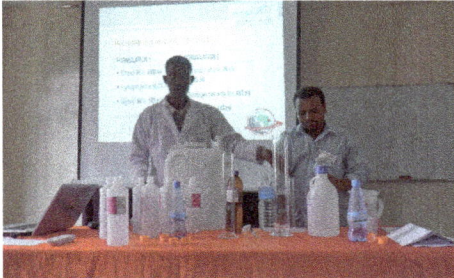

Anleitung zur Eigenproduktion von Händedesinfektionsmitteln durch Institutspersonal (Million Getachew und Daniel Musa) für Mitarbeiter des Krankenhauses in Asella

nige Maßnahmen zur Prävention von Erregerübertragung und Entstehung nosokomialer (im Krankenhaus erworbener) Infektionen etabliert. Infektiöse und somit für andere Personen gefährliche Patienten wurden nicht, wie in Deutschland üblich, durch Barrieremaßnahmen isoliert, sondern lagen Bett an Bett mit anderen, nicht infektiösen Patienten. Durch bauliche Mängel, Verfall und fehlende Ausrüstung standen einfache hygienische Maßnahmen wie Händedesinfektion vor und nach Patientenkontakt oder die Möglichkeit zum regelmäßigen Händewaschen nicht zur Verfügung. Seifenspender fehlten vollständig. Die sanitären Einrichtungen, insbesondere die der Kinderklinik, waren in einem schlechten Zustand und konnten nicht genutzt werden. Die krankenhauseigene Kläranlage funk-

tionierte aufgrund eines Defekts im Steuersystem nicht. Sämtliche, auch biologisch verunreinigte Krankenhausabwässer gelangten ungefiltert ins Grundwasser. Das „Infection Control Team" des Krankenhauses hatte seine Tätigkeit eingestellt.

Instandsetzung der Kläranlage des Krankenhauses

In dieser Situation erschienen Maßnahmen zur Verbesserung der Krankenhaushygiene dringend erforderlich. Zusammen mit der ESTHER-Allianz unternimmt das HITM daher fortgesetzte Anstrengungen, um die hygienischen Standards im Krankenhaus zu verbessern. So konnte z. B. die Kläranlage des Krankenhauses nach Installation einer durch ESTHER finanzierten Zeitschaltuhr wieder in Betrieb genommen werden.

Unterstützung zur Verbesserung der Krankenhaushygiene

Durch Fördermaßnahmen des Instituts wurden 2014 die sanitären Anlagen der Kinderklinik renoviert und Waschbecken im gesamten Krankenhaus instand gesetzt. Wiederholt wurden und werden in den Räumlichkeiten des Tropeninstituts Schulungen des Krankenhauspersonals zu einfachen, aber essen-

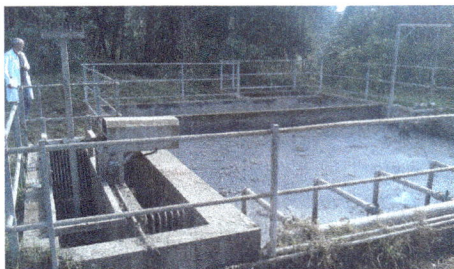

Defekte Kläranlage im September 2013

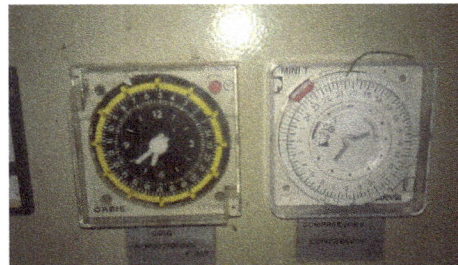

Mit der neuen Zeitschaltuhr konnte die Kläranlage wieder in Betrieb genommen werden

59

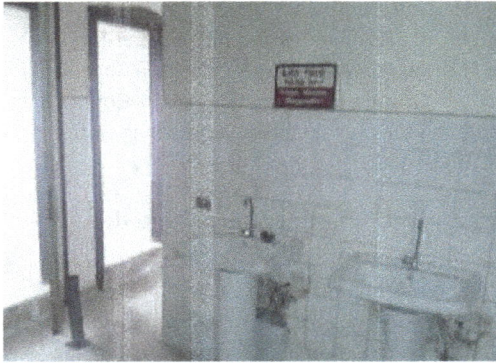
Der Toilettentrakt unmittelbar vor dem Abschluss der Renovierungsarbeiten

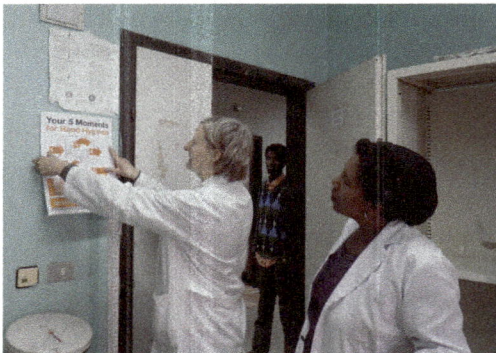
Instruktionen zur Händedesinfektion werden gut sichtbar im Krankenhaus platziert

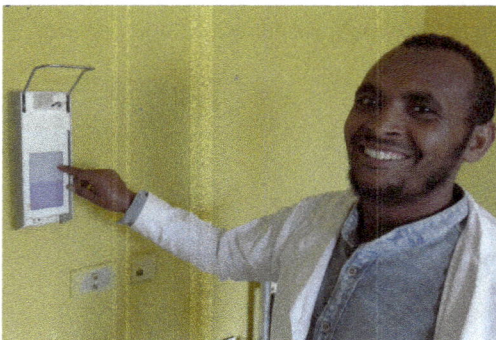
Spender zur Händedesinfektion sind überall im Krankenhaus installiert

tiellen Hygienemaßnahmen nach WHO-Standard durchgeführt. Im Anschluss an entsprechende Schulungen erfolgten die Anbringung und das Befüllen von Seifen- und Desinfektionsmittelspendern sowie die Verteilung persönlicher Händedesinfektionsflaschen an alle Mitarbeiter mit Patientenkontakt. Schulungen werden wiederholt, um auch neue Mitarbeiter des Krankenhauses mit gängigen Hygienestandards vertraut zu machen. Das Projekt besitzt die breite Unterstützung der Krankenhausverwaltung und wird sukzessive in die Verantwortung der äthiopischen Partner übergeben, um eine nachhaltige Wirkung zu erzielen. Die erste Phase des Projektes wurde auch wissenschaftlich begleitet, um für Äthiopien und darüber hinaus aufzeigen zu können, welche Erfolge durch die getroffenen Hygienemaßnahmen erzielt werden können. 2017 erfolgte eine Veröffentlichung der Resultate (siehe Referenz 3).

In einer zweiten Phase, welche 2018 erneut durch die deutsche ESTHER-Krankenhauspartnerschafts-Initiative gefördert wird, werden die bisherigen Hygienemaßnahmen intensiviert. Mit allen Krankenhausmitarbeitern werden erneut Schulungen durchgeführt. Unterstützt durch das Hirsch-Institut wurde eine spezialisierte Krankenschwester für die Krankenhaus-Hygiene eingestellt und eine Hygienekommission gebildet. Hygienedefizite werden im Rahmen des Forschungsprojektes zu nosokomialen Infektionen ermittelt, und deren Beseitigung soll durch eine entsprechende Intervention unterstützt werden.

Unterstützung von Community-Projekten der Medizinstudenten

Im Rahmen des Medizinstudiums in Asella initiieren die Studenten im 5. Ausbildungs-

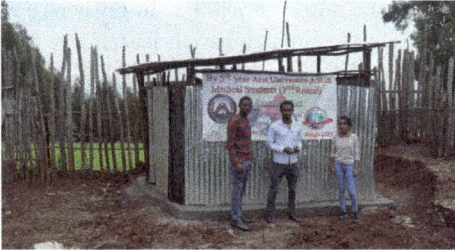
Neu errichtetes Toilettenhäuschen auf dem Marktplatz einer Klein-
stadt in der Nähe Asellas

jahr sogenannte "Community Projects". Diese haben das Ziel, mögliche Gefahren oder
Probleme für die Gesundheit der Bevölkerung
in der Arsi-Zone zu identifizieren und bei
der Behebung dieser Unterstützung zu leisten.
Das Hirsch-Institut und die ESTHER-Initiative
konnten im Sommer 2015 zwei dieser Projekte finanziell unterstützen. In zwei umliegenden Gemeinden von Asella (Iteya und Bekoji)
wurden die fehlenden Möglichkeiten einer re-
gelgerechten Entsorgung von Abfall und der
Mangel an öffentlichen Toiletten als potenti-
elle Gefahr für die Gesundheit der Bevölkerung identifiziert. Bisher landete jeglicher Müll
in den Gemeinden einfach auf der Straße. Eine regelmäßige Beseitigung von Abfällen fand
nicht statt. Auch die Notdurft wurde von den
Bewohnern der beiden Gemeinden bisher in
Gassen und Ecken der Dörfer verrichtet. Bei-
des zusammen führt zu schwerwiegenden Sau-
berkeitsmängeln und dient als Nährboden und
Überträger vieler verschiedener Erkrankungen
in der Region. Die Medizinstudenten errichte-
ten mit finanzieller Unterstützung durch das
HITM öffentliche Toiletten und Müllgruben.
Außerdem starteten sie in den Communities
eine Initiative zur Beseitigung des verteilten
Abfalls und führten Weiterbildungen zur re-

gelgerechten Müllentsorgung in der Bevölkerung durch. Wir hoffen, auch in Zukunft weitere ähnliche Projekte unterstützen zu können.

Errichtung eines neuen Verbrennungsofens für infektiöse Abfälle des Krankenhauses

Auf Initiative des Tropeninstituts errichtete die deutsche Organisation „Technik ohne
Grenzen" (Ortsgruppe Erlangen) im Februar
und März 2016 auf dem Gelände des Krankenhauses in Asella einen neuen Verbrennungsofen für potentiell infektiöse Krankenhausab-
fälle. Diese Abfälle stellen aufgrund ihrer Be-
lastung mit biologischen Stoffen eine Gefahr
für die umliegenden Wohngebiete dar und
sollten daher entsprechend entsorgt werden.
Hierfür wird in Entwicklungsländern häufig
eine Verbrennung der Abfälle bei hohen Temperaturen durchgeführt. Dem Krankenhaus in
Asella stand bisher zu diesem Zweck ein in
den späten 1960er Jahren errichteter Verbrennungsofen zur Verfügung. Dieser wird mit
einer Dieseleinspritzung befeuert, um ausreichend hohe Temperaturen zu erreichen. Leider
ist die Einspritzanlage äußerst anfällig, und

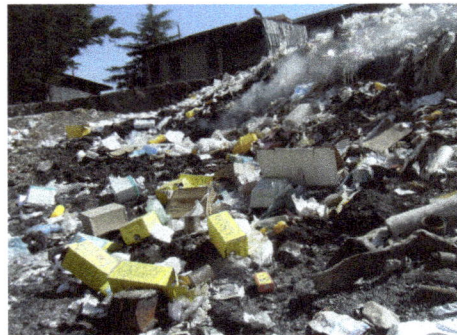
Die alte Müllkippe des Krankenhauses

61

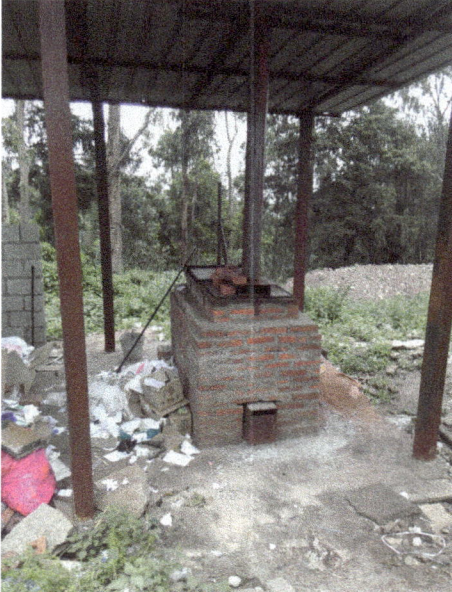

Der neu errichtete Verbrennungsofen im Juni 2016

der Ofen konnte während der vergangenen Jahre wegen regelmäßiger Defekte nicht mehr zum Einsatz kommen. Der Krankenhausmüll wurde daher auf einer schwelenden Müllhalde hinter den Versorgungsgebäuden des Krankenhauses bei niedrigen Temperaturen verkohlt. Bei Regen wird der ungeschützt gelagerte Abfall mitsamt seiner bakteriellen Last ins Grundwasser gespült. Um dieser Situation zu begegnen, konnte die Nicht-Regierungsorganisation „Technik ohne Grenzen" gewonnen werden. Zwei ihrer Mitarbeiter reisten Anfang 2016 nach Äthiopien, um mit Unterstützung des Krankenhauses einen moderneren Zweikammerverbrennungsofen aus lokal verfügbaren Materialien zu errichten. Dabei wird gut brennbarer und nichtbelasteter Abfall als Treibstoff genutzt, um eine Verbren-

nung infektiöser Abfälle bei ausreichend hohen Temperaturen zu gewährleisten. Das Personal des Krankenhauses und des HITM wurde im Umgang mit dem Verbrennungsofen geschult, um eine hygienisch unbedenkliche Entsorgung von Abfällen aus Krankenhaus und Institut zu gewährleisten.

Aus- und Weiterbildung am Tropeninstitut

Die Mitarbeiter des Tropeninstituts bemühen sich neben der Studientätigkeit und dem Projekt zur Verbesserung der hygienischen Bedingungen im ATH auch um die Aus- und Weiterbildung äthiopischer und deutscher Akademiker und Studenten. Neben regelmäßigen Fortbildungen für die äthiopischen Partner finden auch Workshops mit verschiedenen Schwerpunktthemen statt. Durch Training verschiedener praktischer Fähigkeiten (z. B. abdominelle Sonographie und Echokardiographie) geben die im Tropeninstitut tätigen deutschen Ärzte ihre in Deutschland erworbenen Fertigkeiten an die äthiopischen Kollegen, im Sinne eines *capacity building*, weiter. Im Rahmen gemeinsamer Visiten auf den Stationen des Krankenhauses findet ein reger fachlicher Austausch statt. Darüber hinaus beteiligen sich die Düsseldorfer Mitarbeiter auch an Vorlesungen im

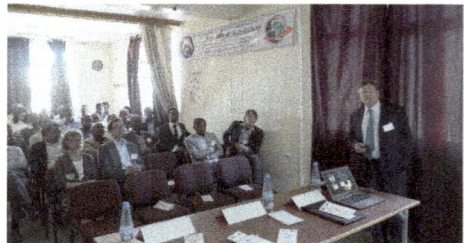

Fortbildungsveranstaltung im Seminarraum des Instituts im Rahmen eines Workshops: Vortrag des Institutsdirektors

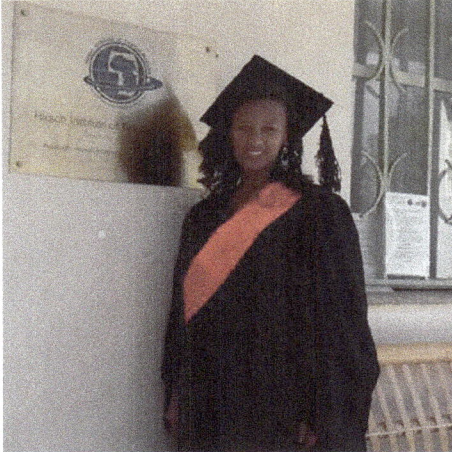

Die Mitarbeiterin des Instituts K'Dist Aman nach Erhalt ihres Master-Diploms in „Nursing Science"

Fach „Innere Medizin" an der Medizinischen Fakultät in Asella.

Im Rahmen der Tätigkeit in Asella schulen auch die deutschen Mitarbeiter ihre Kenntnisse in der Tropenmedizin. So konnten mit Matthias Breuer, Dr. Hans Martin Orth und Dr. Andreas Schönfeld bereits drei Düsseldorfer Mitarbeiter durch ihr Auslandsjahr die Zusatzbezeichnung „Tropenmedizin" erlangen. Darüber hinaus konnten zwei deutsche Ärztinnen (Dr. Nicole Schmidt und Dr. Tamara Nordmann) in Asella Forschungsarbeiten für die Qualifikation zum „Master of Public Health" durchführen.

Ein elementarer Bestandteil der Zusammenarbeit ist auch die Förderung engagierter und motivierter äthiopischer Wissenschaftler. So konnte es unserem langjährigen Mitarbeiter Million Getachew, „Master of Science in Parasitology", im Rahmen der Immunologie-Studie (siehe oben) ermöglicht werden, in ein PhD-Programm in Deutschland aufgenommen zu

werden. Darüber hinaus wurde er für die Studie mit einem DAAD-Stipendium für Doktoranden ausgezeichnet.

Zwischenzeitlich gelang es auch zwei weiteren äthiopischen Wissenschaftlern (Tafese Beyene und Sileshi Abdissa), begehrte Stipendien der Bayer Foundation bzw. des DAAD zu erlangen und sich ebenso für das PhD-Programm der Heinrich-Heine-Universität einzuschreiben.

Workshops

Im Januar 2014 fand in den Räumen des Instituts mit Unterstützung der ESTHER-Allianz der erste Workshop zum Thema „Hospital Hygiene and Infection Control" statt. In gemeinsamer Arbeit mit äthiopischen und deutschen Referenten wurde unter organisatorischer Leitung des HITM ein informativer Workshop durchgeführt, der von Ärzten und Akademikern der Asella School of Health Science sehr positiv aufgenommen wurde. Angeregt durch den Workshop erfolgte die Reaktivierung des über die Jahre in Vergessenheit geratenen „Infection Control Teams" des ATHs. So ist zu hoffen, dass durch den Workshop direkte Auswirkungen auf die Hygiene und Infektionsprophylaxe im Krankenhaus erreicht werden konnten. Themen des Workshops waren un-

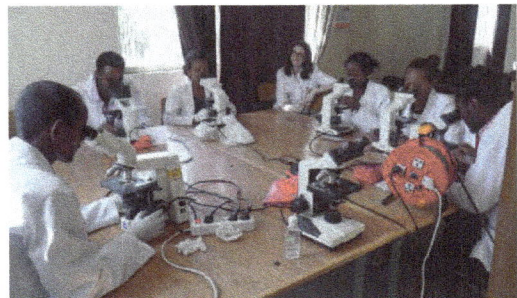

Parasitologie-Workshop im HITM

63

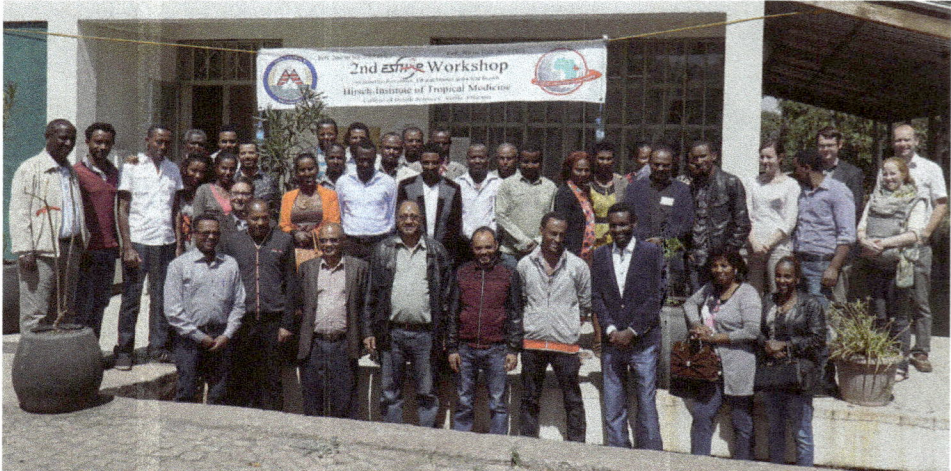

Die Teilnehmer des zweiten ESTHER-Workshops des HITM im Februar 2015

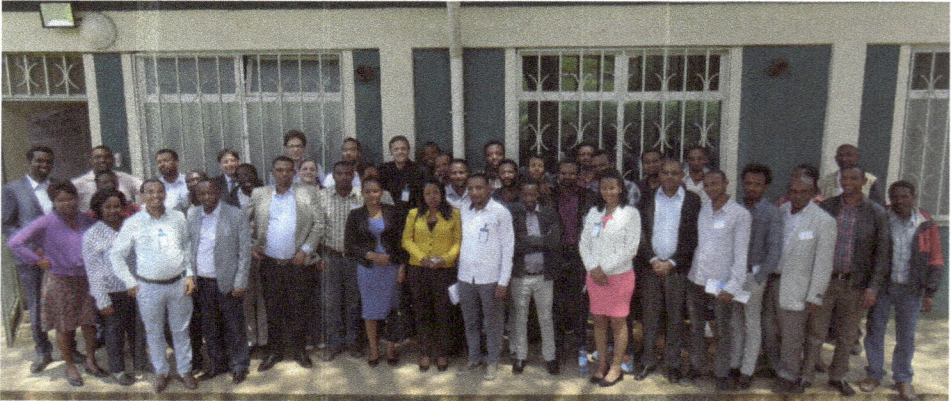

Teilnehmer des ESTHER-Workshops "Hospital-Acquired Infections and Antimicrobial Resistance" des HITM im OKtober 2018

ter anderem Infektionserkrankungen mit Einfluss auf die Mutter-Kind-Gesundheit und deren Prävention. Weitere Workshops zu den Themen „Infection Control, Tuberculosis and Mother and Child Health" sowie „Scientific Methods, Research and Publication in Low-Income Settings and Clinical Research in Obstetrics/Gynaecology (Geburtshilfe und Gynäkologie)" fanden im Februar und April 2015 statt. Im Rahmen der 2015 angelaufenen Studie zur Tuberkulosediagnostik bei Angehörigen von betroffenen Patienten (CONTRA-TB-Studie) wurde ein Workshop zum Thema Hygiene und Transmissionsprävention abgehalten.

64

Darüber hinaus ermöglichten die Fördermittel des ESTHER-Projektes "Prevention and clinical management of hospital-acquired infections at Asella Teaching Hospital, Central Ethiopia" im September 2017 die Durchführung eines Workshops zu Krankenhaushygiene, Antibiotikaresistenzen und nosokomialen Infektionen in Äthiopien sowie eines weiteren Workshops zur Vertiefung der Materie im Oktober 2018. Es gelang dabei, renommierte internationale Sprecher und Wissenschaftler aus verschiedenen afrikanischen Ländern (neben Äthiopien Ghana, Elfenbeinküste, Kenia) und Deutschland zusammenzubringen. Dadurch konnte neben einem Wissens- und Erfahrungsaustausch auch ein innerafrikanisches Netzwerk aufgebaut werden, welches sich mit dem wichtigen Thema Antibiotikaresistenzen befasst.

Fortbildungen

Im Tropeninstitut finden ein- bis zweiwöchentlich Fortbildungsveranstaltungen zu aktuellen Themen der Infektiologie, Tropenmedizin, Parasitologie, klinischen Pharmakologie oder Mikrobiologie statt. Als Vortragende werden hierfür Mitglieder des lokalen akademischen Personals des ATH gewonnen. So be-

richtete z. B. der auch im HITM beschäftigte Mikrobiologe Tafese Beyene über aktuelle Entwicklungen der Ebola-Epidemie in Westafrika. Ein weiterer interessanter Vortrag setzte sich mit dem Für und Wider verschiedener Pneumokokken-Impfungen auseinander. Neben den Mitarbeitern des Instituts steht die Veranstaltung allen Medizinstudenten, Health Officers, Ärzten und weiteren Akademikern im Umfeld des Krankenhauses und der medizinischen Fakultät offen und wird zunehmend gut besucht. Das Programm wird organisatorisch vom Vizedekan für Forschung unterstützt, der unsere Initiative zum akademischen Austausch mit der Medizinischen Fakultät sehr begrüßt. Weiterhin finden im Rahmen der wöchentlichen Laborbesprechungen im Institut interne Fortbildungen zu aktuell für die Mitarbeiter des Instituts relevanten Themen statt. Gerade hier bietet sich regelmäßig die Gelegenheit zu vertiefenden und erklärenden Diskussionen.

Deutschkurse am HITM

Der Erhalt eines DAAD-Stipendiums bringt einige Vorteile und Verpflichtungen mit sich. Einer der vorteilhaften Aspekte ist der obligatori-

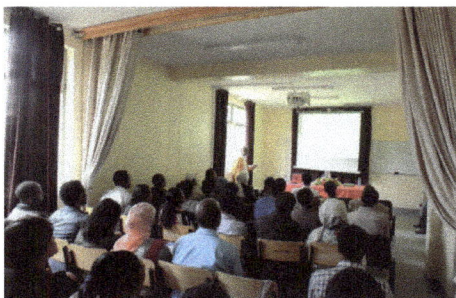

Hygiene-Fortbildung im Seminarraum des Hirsch-Instituts im Rahmen des ESTHER-Projekts

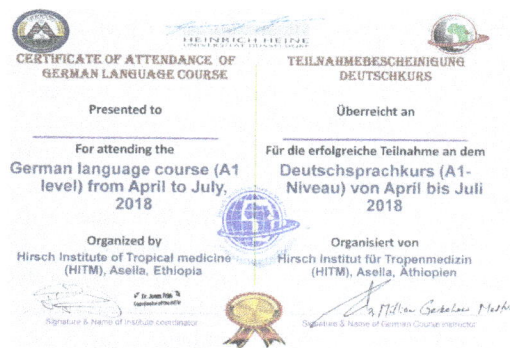

Zertifikat der Deutschkurs-Teilnehmer

65

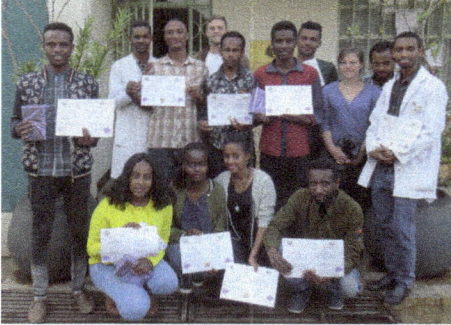

Der erste Deutschkurs mit den Lehrern im Hirsch-Institut für Tropenmedizin

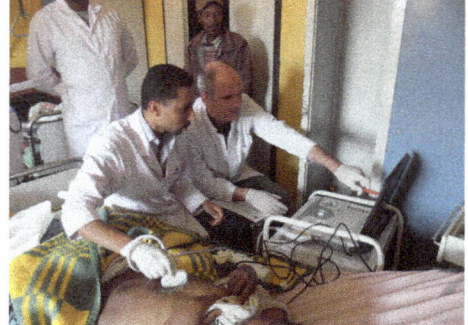

Ausbildung eines äthiopischen Arztes in der Ultraschall-Diagnostik des Bauchraums durch den Institutskoordinator Matthias Breuer

sche Deutsch-Intensivkurs, welcher vor Beginn der wissenschaftlichen Arbeit absolviert wird. Zwei der PhD-Studenten des Instituts wurden vom DAAD gefördert. Sie haben bereits ihre mehrmonatigen Deutschkurse in zwei Sprachschulen in Berlin und Marburg absolviert, was dazu führt, dass inzwischen ein großer Teil der internen Kommunikation in Asella mit den betreffenden Wissenschaftlern in deutscher Sprache geführt wird. Million, der erste PhD-Student des Instituts, hat seinen Sprachkurs in Berlin bereits 2016 absolviert und inzwischen die Idee des Deutschunterrichts zu seinen Kollegen nach Äthiopien getragen. Unterstützt durch das Hirsch-Institut hat er erstmals Deutschunterricht an der Arsi-Universität als freiwillige Fortbildung für Medizinstudenten und Ärzte der medizinischen Fakultät angeboten. Aufgrund des großen Interesses musste eine Vorselektion mittels eines Tests nach zwei Einführungsstunden erfolgen. Nach einigen Monaten mit wöchentlichen Unterrichtseinheiten und einem abschließenden Examen wurden den ersten Absolventen Zeugnisse verliehen und eine Abschlussfeier im Institut abgehalten. Viele Studenten haben bereits Interesse an Folgekursen bekundet.

Praktische Ausbildung

Die im HITM arbeitenden deutschen Ärzte beteiligen sich durch Teilnahme an Visiten auf den medizinischen Stationen, Konsultation bei speziellen Fragestellungen und Weiterbildung des äthiopischen akademischen Personals auch an der praktischen Ausbildung von Medizinstudenten und Ärzten im Krankenhaus von Asella. Für interessierte ärztliche Kollegen besteht die Möglichkeit, sich in der Anwendung von abdomineller Sonographie und transthorakaler Echokardiographie weiterzubilden. Gerade die abdominelle Sonographie erhält zunehmend Einzug in den Alltag der apparativen Diagnostik in Asella und erweitert so das an-

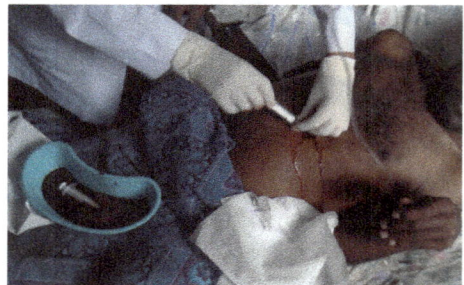

Nach echokardiographischer Lokalisation kann, erstmalig seit Eröffnung des Asella-Hospitals, ein Perikard-Erguss punktiert werden

66

gebotene Spektrum diagnostischer und interventioneller Maßnahmen. Äthiopische Medizinstudenten haben die Möglichkeit, Untersuchungen im Tropeninstitut beizuwohnen und erhalten einen Einblick in die Technik von Ultraschalluntersuchungen und die Interpretation sonographischer Befunde. Ein Ausbau der Vermittlung von sonographischen Kenntnissen und Fertigkeiten im Sinne eines Ultraschallkurses wurde im Gespräch mit dem Dekan der Medizinischen Fakultät bereits thematisiert. Hierzu werden zeitnah konkrete Planungen erfolgen.

Austauschprogramm zwischen wissenschaftlichen Mitarbeitern des Tropeninstituts und der Heinrich-Heine-Universität Düsseldorf im Rahmen einer ESTHER-Partnerschaft

Mit Dr. Tesfa Gebremeskel und Tafese Beyene konnten im September 2014 die ersten beiden äthiopischen Mitarbeiter des Hirsch-Instituts für Tropenmedizin als Gäste an das Universitätsklinikum Düsseldorf kommen. Dr. Tesfa ist Pädiater und Kooperationspartner des Instituts im Rahmen der ESTHER-Studie. Er hatte

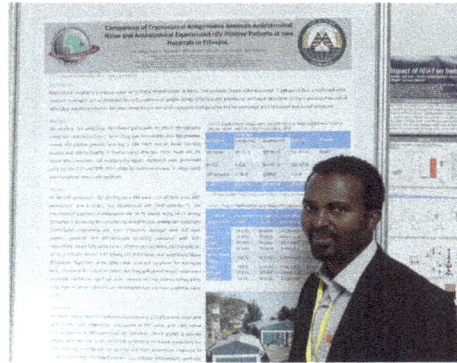

Tafese Beyene, ein akademischer Mitarbeiter des HITM, bei einer Posterpräsentation auf dem Deutsch-Österreichischen Aids-Kongress 2015

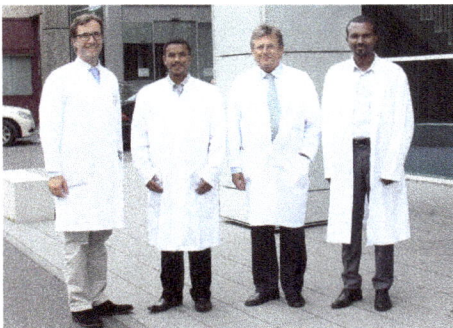

Besuch der äthiopischen Gastwissenschaftler in Düsseldorf, v. l. n. r.: Dr. T. Feldt, Dr. T. Gebremeskel, Professor Dr. D. Häussinger, T. Beyene

in Düsseldorf Gelegenheit, die Arbeit der Kollegen der pädiatrischen Klinik kennenzulernen. Aufgrund seines ausgeprägten Interesses für Kinderkardiologie waren für ihn vor allem die diagnostischen Möglichkeiten der Echokardiographie von Interesse. Das Krankenhaus in Asella verfügt seinerzeit weder über einen in der Echokardiographie ausgebildeten ärztlichen Kollegen, noch stand dem Krankenhaus ein entsprechendes Gerät zur Verfügung. Im Hirsch-Institut wird ein Ultraschallgerät mit entsprechender Ausrüstung vorgehalten und kann seither für ausgewählte Fragestellungen genutzt werden.

Tafese Beyene ist Mikrobiologe und war als wissenschaftlicher Mitarbeiter des Instituts damals unter anderem als lokaler Koordinator für die ESTHER-Studie zur Mutter-Kind-Gesundheit beschäftigt. Durch seine Hospitation in Labors der gastroenterologischen Klinik sowie der Institute für Mikrobiologie und Virologie konnte er Kontakte knüpfen, welche er derzeit im Rahmen seines Promotionsstudiums in Düsseldorf weiter nutzen und ausbauen kann.

67

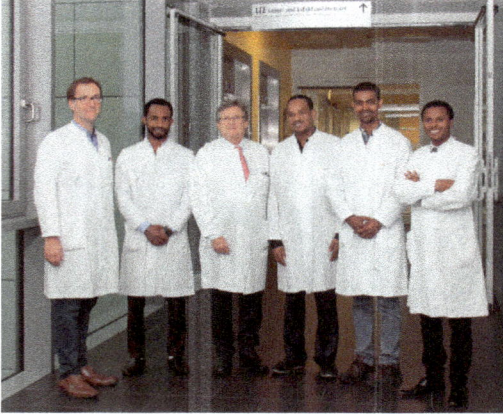
Besuch der äthiopischen Delegation 2018

Im Februar 2015 besuchten der im Institut beschäftigte Parasitologe Million Getachew und der Gynäkologe der kooperierenden Frauenklinik, Dr. Wasihun Alemayehu, für drei Wochen das Universitätsklinikum Düsseldorf.

In Düsseldorf arbeitete Herr Getachew zusammen mit der Leiterin des Tropenmedizinischen Labors, Dr. Martha Holtfreter. Er hatte dort Gelegenheit zum Austausch von Erfahrungen und zur Planung gemeinsamer Forschungsprojekte. Auch erlernte er neue Techniken der parasitologischen Diagnostik. Ferner beschäftigte er sich mit molekularbiologischen Verfahren, um den Aufbau eines PCR-Labors in Asella vorzubereiten. Auch Million Getachew ist im Rahmen seines Promotionsstipendiums derzeit in Düsseldorf wissenschaftlich tätig und konnte so auf seine damals gewonnenen Erfahrungen aufbauen.

Dr. Wasihun Alemayehu hatte Gelegenheit, in der Klinik für Frauenheilkunde und Geburtshilfe des Universitätsklinikums Düsseldorf Einblicke in die Versorgung von Neugeborenen und Krankenhaushygiene in Deutsch-

land zu bekommen. Zusammen mit Frau Professor Monika Hampl aus der Frauenklinik beschäftigte er sich mit der Diagnostik vaginaler Dysplasien als Folge einer Infektion durch das humane Papillomavirus. Beide planen die Durchführung einer klinischen Studie, um eine verbesserte Versorgung von Patientinnen in Asella zu etablieren.

Erst kürzlich (August/September 2018) konnte, gefördert durch Projektmittel, ein weiterer Austausch erfolgen. Dr. Nuwama, Internist und Dekan der Medizinischen Fakultät in Asella, Dr. Abebe, Leiter der Kinderklinik in Asella, und Herr Awel Abu, MSc in Public Health und Verwalter des Hirsch-Instituts, verbrachten drei Wochen in verschiedenen Kliniken, um Diagnostik und Wissenschaft an der Uniklinik Düsseldorf kennenzulernen.

Die Austauschprogramme dienen nicht nur der Unterstützung in Klinik und Forschung, sondern auch der Intensivierung der Partnerschaft und des interkulturellen Dialogs.

Daher gehörte zum Austausch selbstverständlich auch ein Rahmenprogramm, bei dem die Gäste einen Einblick in Kultur und Leben in Deutschland erhalten sollten. Ein Höhepunkt

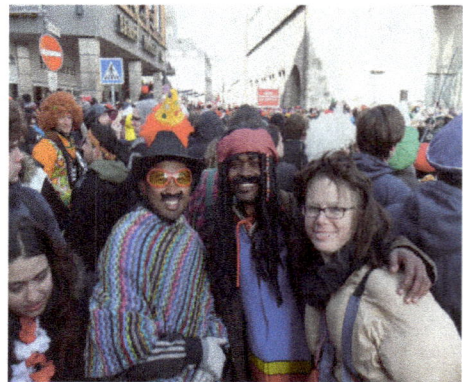
Äthiopische Gäste im rheinischen Straßenkarneval

war der Besuch des Straßenkarnevals in Düsseldorf und Köln.

Beeindruckt zeigten sich die äthiopischen Gäste nicht nur von der ärztlichen und wissenschaftlichen Tätigkeit in Deutschland, sondern auch von der Sauberkeit deutscher Straßen, von Fahrten mit Zügen und U-Bahnen, von Rolltreppen sowie elektrischen Schiebetüren und den deutschen Supermärkten. Dennoch zieht es die Teilnehmer nach den Austauschprogrammen zurück nach Äthiopien. Alle wünschen sich ausnahmslos eine befristete und fundierte Ausbildung in Düsseldorf, möchten dann aber im Anschluss an die weiterführende Ausbildung, z. B. im Rahmen eines PhD-Programms, ihr Arbeitsleben in Äthiopien fortsetzen. Weitere Austauschprogramme sind für die nahe Zukunft geplant.

Praktikumsstätte für deutsche Medizinstudenten

Mehrfach haben deutsche Medizinstudentinnen und -studenten bereits die Nähe des Instituts zur Klinik in Asella genutzt, um Unterstützung bei Organisation und Durchführung von Famulaturen (Pflichtpraktika wäh-

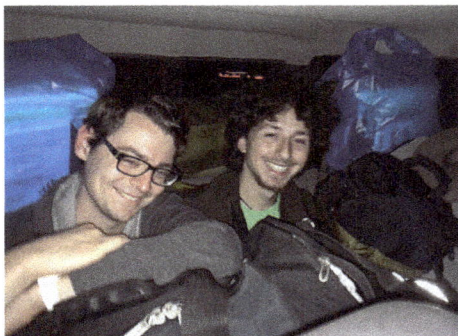

Müde, aber zufrieden: Die beiden ersten deutschen PJ-Studenten treten schwer bepackt ihre Heimreise nach Deutschland an

rend der klinisch orientierten Fachsemester) in den verschiedenen Kliniken des Krankenhauses in Asella zu erhalten. Im Wintersemester 2014/15 sind erstmalig zwei Medizinstudenten der HHU für ein Tertial ihres Praktischen Jahres (PJ) in der Inneren Klinik des Krankenhauses von Asella nach Äthiopien gereist. Durch Hilfe bei der Organisation von Kontakten, Unterbringung in Asella und Transport/Abholung vom Flughafen konnten die Mitarbeiter des Tropeninstituts die jungen Kollegen bei ihrem Vorhaben, einen Teil ihrer studentischen Ausbildung unter den örtlichen Bedingungen zu verbringen, mitbetreuen. Im Gegenzug fördert die Einbindung des Tropeninstituts in die studentische Ausbildung in Düsseldorf wiederum die Neugier an der Tätigkeit vor Ort, das Interesse für Tropenmedizin und nicht zuletzt auch den Austausch mit lokalen Ärzten und Studenten. Weitere Anfragen für Famulaturen, nichtakademische medizinische Praktika und PJ-Tertiale sind bereits eingegangen. Im Jahr 2017 erhielt ein erster Medizinstudent aus Düsseldorf die Gelegenheit, die Forschungsarbeit für seine medizinische Dissertation in Asella durchzuführen.

Auszeichnung mit dem medizinisch-humanitären Förderpreis der Else Kröner-Fresenius-Stiftung

Im September 2014 wurden Professor Häussinger und seine Mitarbeiter des HITM für die Aktivitäten zur Prävention und Behandlung von Infektionskrankheiten in der Arsi-Region von Äthiopien mit dem Medizinisch-Humanitären Förderpreis der Else Kröner-Fresenius-Stiftung ausgezeichnet. Alle zwei Jahre wird dieser Förderpreis für medizinische Entwicklungsarbeit an besonders vorbildliche

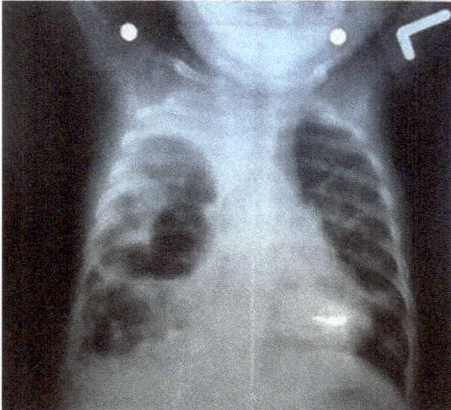

Röntgenbild eines 7 Monate alten Kindes mit schwerer Lungentuberkulose

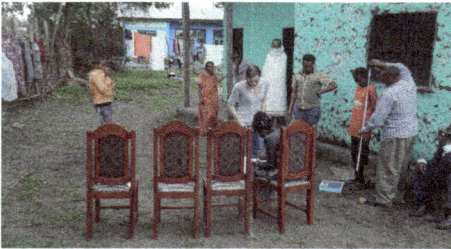

Hausbesuch im Rahmen der Tuberkulose-Studie

lichkeiten zur Diagnose und Behandlung unzureichend sind. Das Hirsch-Institut unterstützt den Aufbau einer zuverlässigen Tuberkulose-Diagnostik und bildet medizinisches Personal entsprechend aus. Im Rahmen der Förderung werden auch Familienangehörige von Tuberkulosepatienten gezielt auf Tuberkulose untersucht und im Falle einer Infektion frühzeitig einer Behandlung zugeführt. Ein Teil des Fördergeldes wurde in diesem Rahmen für die Anschaffung eines GeneXpert®-Gerätes für das Labor des Instituts verwendet.

medizinisch-humanitäre Projekte, die der Verbesserung der Gesundheitsversorgung in Entwicklungsländern dienen, verliehen. Prämiert werden dabei ausschließlich Projekte, die sich durch einen beispielhaften Einsatz für notleidende und kranke Menschen und durch besondere Nachhaltigkeit im Sinne des *capacity building* auszeichnen.

Das Preisgeld von 50.000 € wurde für die Verbesserung von Diagnose und Therapie der Tuberkulose in der Region verwendet. Äthiopien gehört weltweit zu den Ländern mit der höchsten Tuberkulose-Häufigkeit, wobei die Mög-

70

Diese Affen!

Äthiopien ist für seine endemisch vorkommenden Blutbrustpaviane in den Simien Mountains des nördlichen Hochlandes bekannt. In der Arsi-Zone, in der Region des HITM, findet man in ländlichen Gegenden und nahe der Stadtgrenzen Kolonien von Anubis-Pavianen.

In Ardu, dem Wohngebiet unserer Mitarbeiter, sieht man regelmäßig die etwas scheuen und anmutig wirkenden schwarz-weißen Stummelaffen. Meist sitzen sie zu zweit oder zu dritt auf den Zweigen der großen Bäume und lassen sich die Sonne auf das lange gemusterte Fell scheinen.

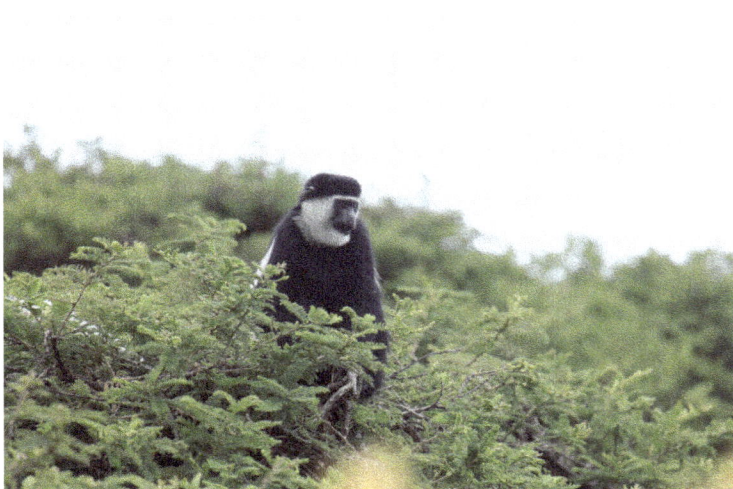

Schwarz-weißer Stummelaffe (Colobus-Affe) auf dem Wipfel einer afrikanischen Schirmakazie

Häufiger findet man jedoch eine Art von Meerkatzen (*Chlorocebus aethiops*). Meist ziehen sie in Banden von 5 bis 25 Familienmitgliedern durch die Wohnsiedlung. Werden sie nicht, wie in Äthiopien üblich, mit ungezielten Steinwürfen und Rufen verscheucht, verlieren sie ihre Scheu gegenüber dem Menschen. Sind Türen und Fenster der Wohnhäuser nicht geschlossen, dringen die mutigeren Meerkatzen in die Wohnung ein und suchen nach Essbarem. Bananen, Avocados, Eier oder Äpfel sind besonders beliebte Beute.

Eines Sonntagmorgens war der reichhaltige Frühstückstisch schon auf der Terrasse gedeckt, als ein lautes Scheppern nichts Gutes ahnen ließ. Ein Affe hatte das duftende, frisch aufgeschnittene Brot geklaut. Zurückgelassen im Brotkorb fand sich im Austausch eine alte Kartoffel.

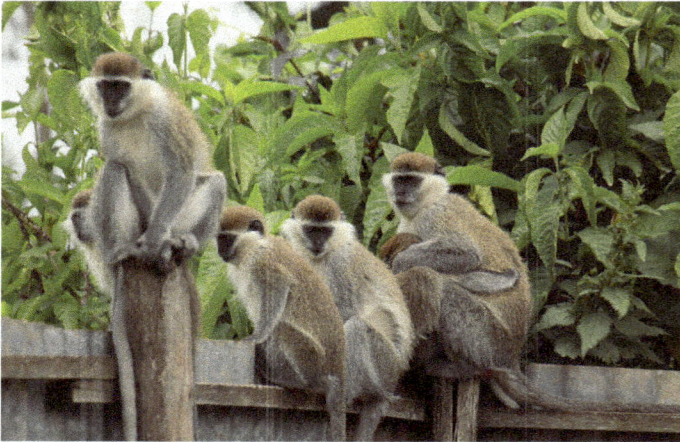

Eine Bande grüner Meerkatzen bezieht auf dem Gartenzaun der Wohnhäuser Beobachtungsposten – vielleicht findet sich eine kleine Leckerei ...

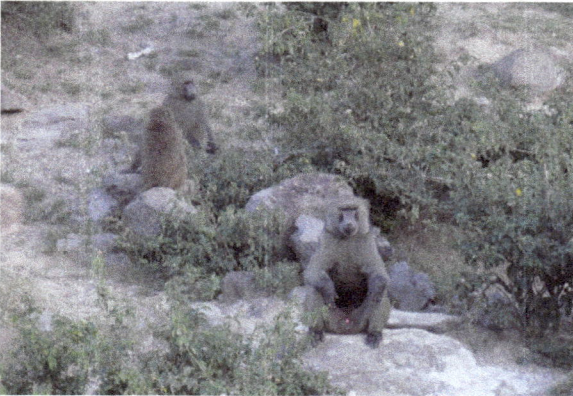

Paviane in der Nähe von Adama

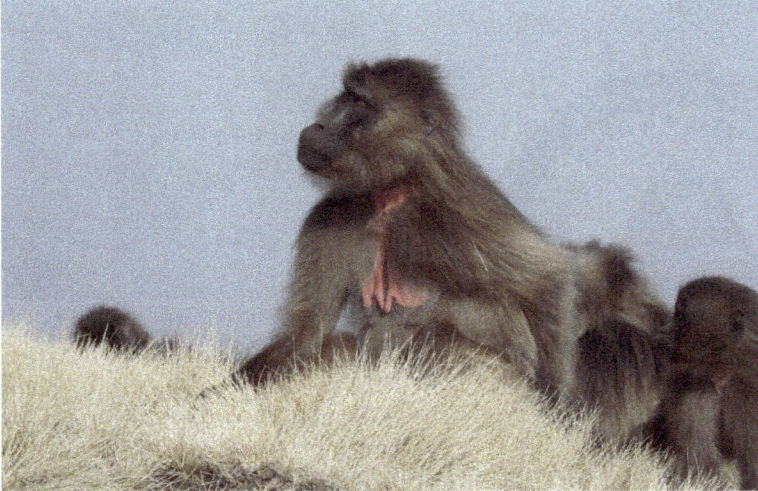

Dschelada (Blutbrustpavian) mit Jungtier

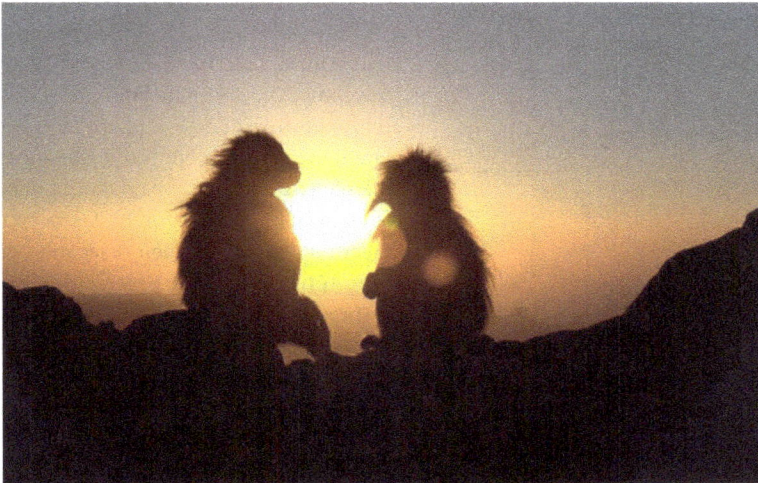

Dscheladas im Abendrot

Die Gründung der
Arsi-Universität

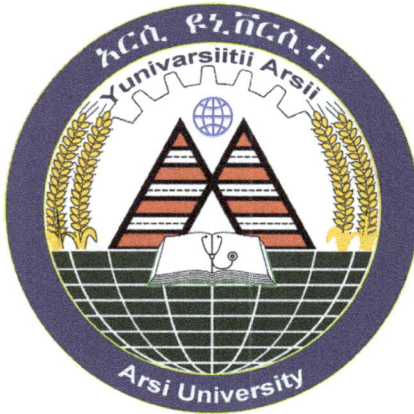

Das Logo der Arsi University

Ende 2014 formierte sich in Asella auf Betreiben der äthiopischen Regierung im Rahmen des Programms zur Etablierung neuer Stätten zur höheren Aus- und Weiterbildung in allen Teilen des Landes aus den bisher der Universität von Adama zugehörigen Fakultäten

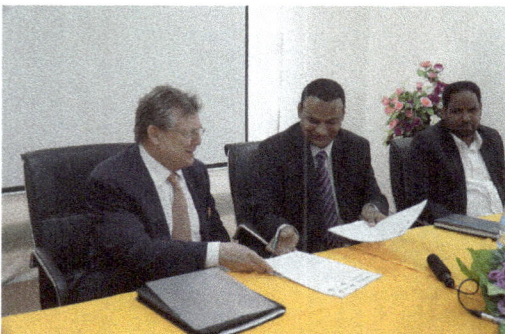

Vertragsunterzeichnung im April 2015, v. l. n. r.: Professor Dr. Dieter Häussinger (Direktor des HITM), Dr. Tolla Beriso (ehem. Präsident der Arsi University), Dr. Hirpho Teno (ehem. Vizepräsident der Arsi University)

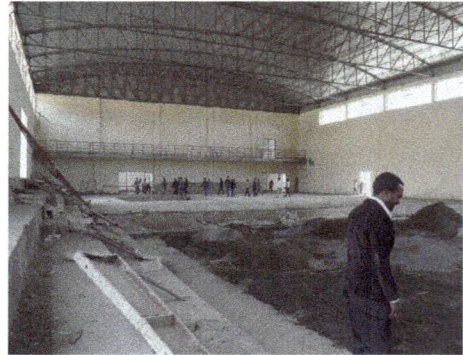

Die im Bau befindliche Sporthalle der Arsi University

(Medizin, Rechtswissenschaften, Agrarwissenschaften, Geisteswissenschaften, Wirtschaftswissenschaften und der Sportakademie) die neu gegründete Arsi University. Als neue Universität der Arsi-Zone mit Hauptsitz in Asella übernahm sie die Leitung der Medizinischen Fakultät und damit auch die lokale Verantwortung für die Partnerschaft mit der Heinrich-Heine-Universität. Der neue Präsident der Arsi University, Dr. Beriso, bekräftigte von Beginn an sein großes Interesse, die Partnerschaft unverändert fortzuführen und weiterentwickeln zu wollen. Diese Absichtserklärung wurde im Rahmen eines Besuchs von Professor Dr. Häussinger mit einer deutschen Delegation in Asella im April 2015 durch Unterzeichnung einer entsprechenden vertraglichen Kooperationserklärung niedergelegt. Mit der Arsi University wurde in Äthiopien ein Partner gewonnen, der nach einer Internationalisierung der angebotenen Aus- und Weiterbildung strebt und an einer Akademisierung der Ausbildung interessiert ist. Anlässlich der Neugründung hat kürzlich auch ein dringend benötigter Aus- und teilweiser Neubau des Krankenhauses in Asella begonnen.

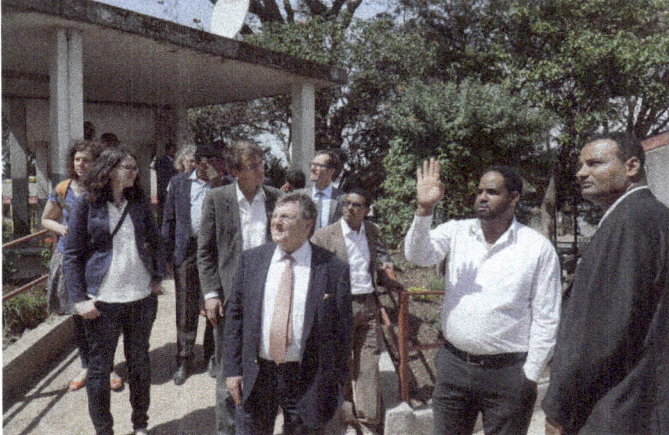

Rundgang über das Krankenhausgelände beim Treffen der deutschen und äthiopischen Delegationen (April 2015)

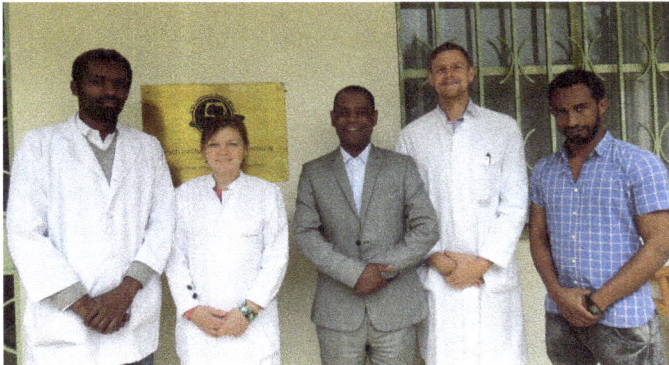

Ein Treffen mit Dr. Duguma, dem neuen Präsidenten der Arsi University

In den Folgejahren nach der Universitätsgründung wurde Dr. Tolla Beriso zum Bildungsminister des Bundesstaates Oromia befördert, und Dr. Duguma übernahm die Position des Universitätspräsidenten. Unter Dr. Dugumas Leitung zeigt sich die Arsi-Universität weiterhin als verlässlicher und enthusiastischer Partner in der wissenschaftlichen und administrativen Zusammenarbeit.

Arsi, Land der Athleten

Die Liste der olympischen Medaillengewinner aus Äthiopien ist beeindruckend. Bisher konnten die Sportler aus Äthiopien 53 Medaillen, alle bei den Sommerspielen, erringen. Besonders herausragend sind die international bekannten Marathonläufer, wie beispielsweise Haile Gebrselassie, der 1973 in Asella geboren wurde. Er stellte insgesamt 26 Weltrekorde auf, war zweifacher Olympiasieger (1996 Atlanta und 2000 Sydney: Gold, 10.000-Meter-Lauf) und ist viermaliger Gewinner des Berlin-Marathons sowie dreifacher Sieger des hochdotierten Dubai-Marathons.

In Asella fand im April 2016 die feierliche Eröffnung des Tirunesh Dibaba Athletics Training Center statt, welches nach einer äthiopischen Spitzenathletin benannt wurde. Das Trainingscenter beherbergt auf 45 Hektar Fläche nicht nur eine 400-Meter-Aschenbahn, sondern unter anderem auch ein Fußballfeld, Tennisplätze, Aufenthaltsräume für Athleten und Trainer, eine Bibliothek, eine Klinik und ein Verwaltungsgebäude.

Kenenisa Bekele ist einer der weltbesten Langstreckenläufer. Auch er stammt aus dem Land Oromia. Er ist nicht nur dreifacher Olympiasieger, sondern hält auch derzeit die Weltrekorde über 5.000- und 10.000-Meter-Langstrecke (Stand: September 2016). Auch Spitzenathletinnen stammen aus der Region: Derartu Tulu konnte über die 10.000-Meter-Strecke zweimal die olympische Goldmedaille erringen, 1992 in Barcelona und 2000 in Sydney. Frau Tulu ist Inhaberin des ersten Hauses am Platze in Asella. Sie führt das nach ihr benannte Deratu Tulu Hotel, welches in verschiedenen Internetportalen sehr gelobt und empfohlen wird. Das dortige sehr gute Restaurant hat die Mitarbeiter des Instituts schon häufiger zum Verweilen eingeladen.

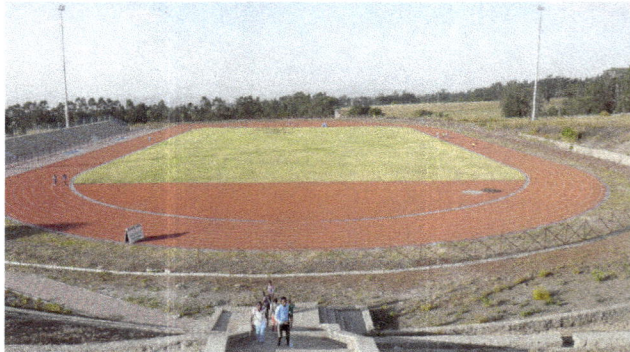

Aschenbahn des Tirunesh Dibaba Athletics Training Centers der Sportakademie der Arsi-Universität in Asella

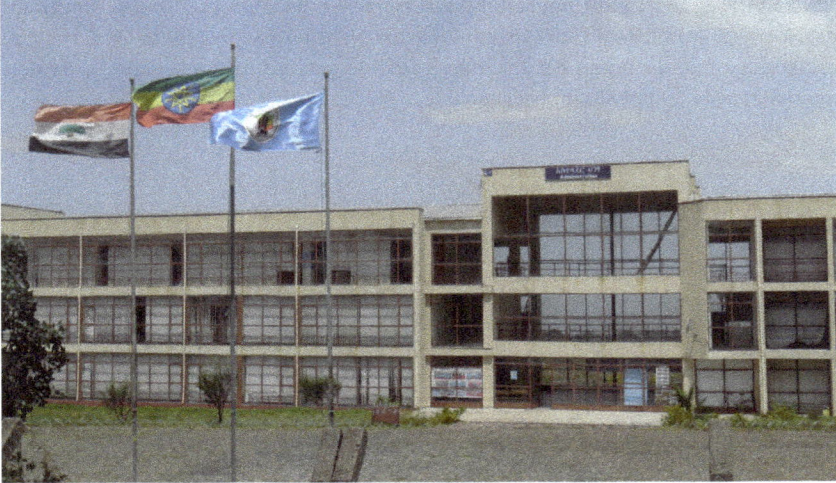
Der Campus des Tirunesh Dibaba Training Centers

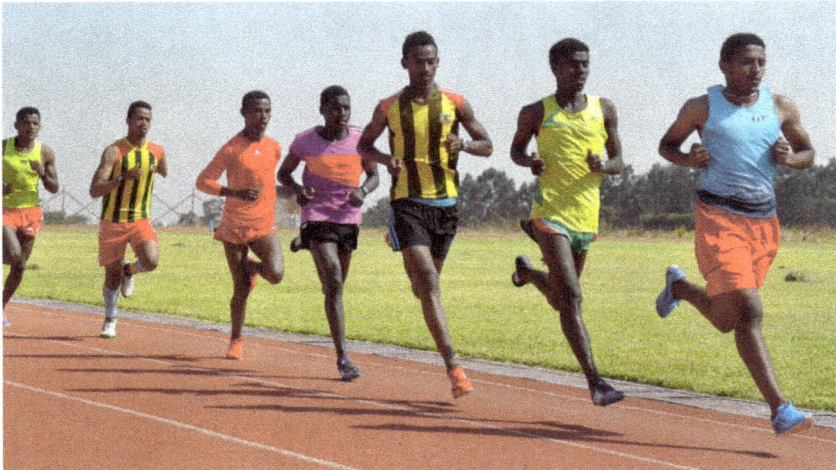
November 2016: Junge Athleten beim Training

Diese äthiopischen Läufer trainieren unter einfachen Bedingungen in der Umgebung der Sportschule und damit auch in unmittelbarer Nähe unserer Wohnhäuser. So kommt es, dass die Koordinatoren des Instituts jeden Morgen auf dem Weg zur Arbeit dem internationalen Spitzensport begegnen.

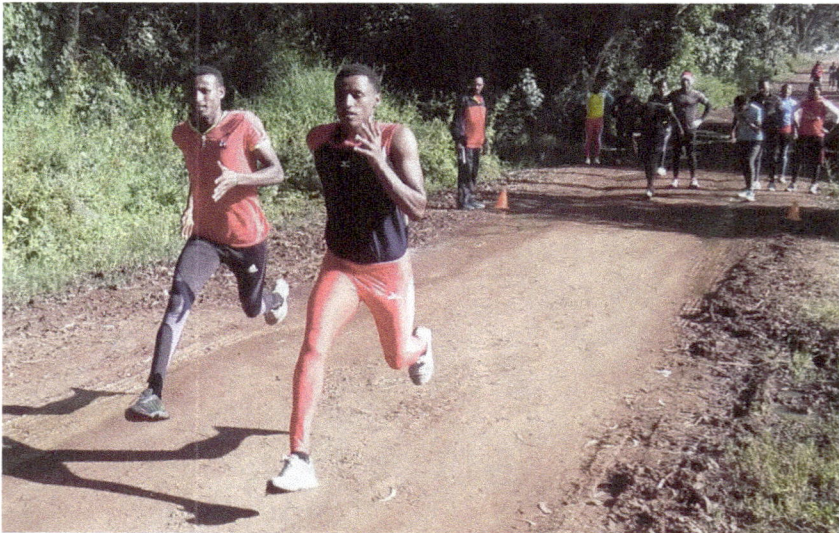

Professionelles Lauftraining auch unter einfachen Bedingungen: Nicht das gesamte Training kann im neuen Athletics Training Center stattfinden

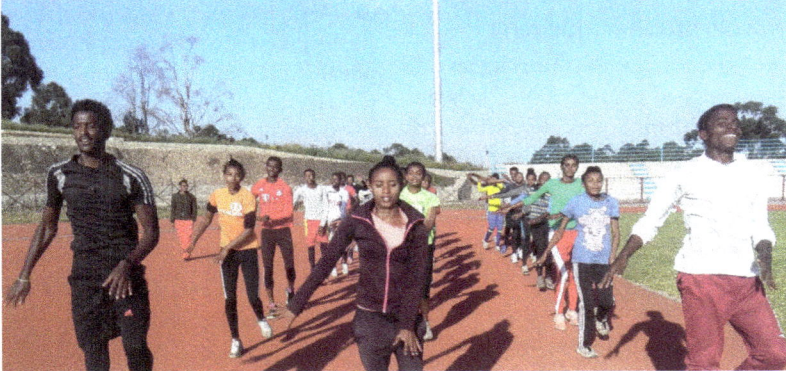
Trainingseinheiten

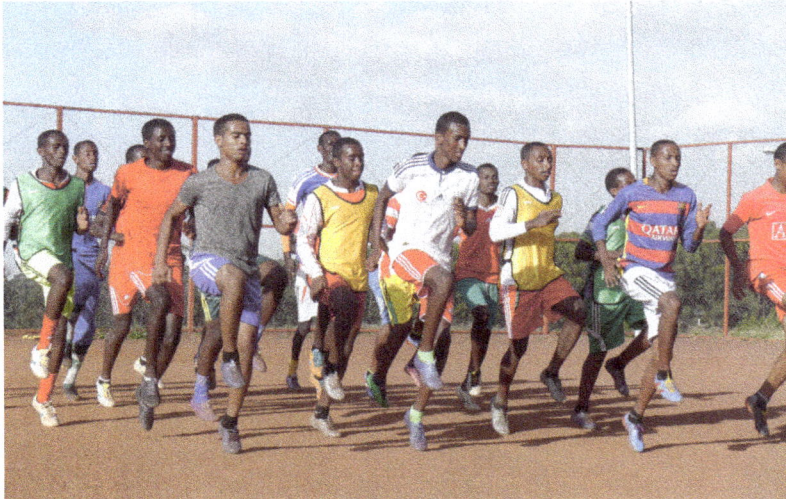
Junge Läufer aus Arsi

Perspektiven

Abbau bürokratischer Hürden

Durch Neugründung der Arsi-Universität ist es zu Erleichterungen bürokratischer Abläufe gekommen, die weitere Entwicklungschancen für das Hirsch-Institut für Tropenmedizin eröffnen. Durch stärkere Einbindung in den klinischen Alltag, die medizinische Ausbildung und die Vernetzung mit Ärzten des wachsenden Krankenhauses in Asella ist Raum für weitere klinische Studientätigkeit gegeben. Zusätzlich wird sich der Ausbau der diagnostischen Möglichkeiten am HITM durch Aufbau neuer Testverfahren wie beispielsweise der Durchflusszytometrie und weiterer PCR-Verfahren stimulierend auf die Studientätigkeit auswirken.

Seit der offiziellen Eröffnung des Instituts im Jahr 2013 besteht ein regelmäßiger Austausch mit der deutschen Vertretung in Äthiopien in Addis Abeba. Der deutsche Botschafter war zuletzt im Jahr 2015 Gast des HITM. Er zeigte sich von unserer Tätigkeit beeindruckt.

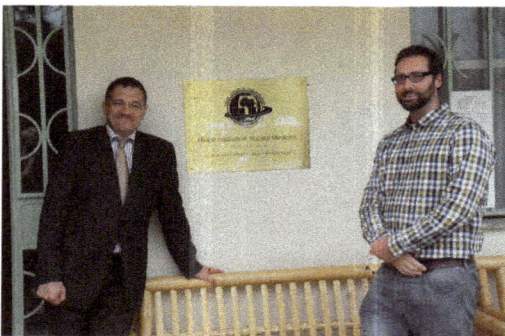

August 2015: Besuch des HITM durch seine Exzellenz, den Botschafter der Bundesrepublik Deutschland, Herrn Joachim Schmidt (links im Bild). Rechts: Institutskoordinator Dr. André Fuchs

Austauschprogramme und internationale Kooperation

Große Chancen für das Institut bestehen im Ausbau von Kooperationsprojekten mit nationalen und internationalen Partnern. Neben weiteren Workshops mit internationalen Dozenten ist insbesondere auch ein Ausbau des akademischen Austauschprogramms mit Düsseldorf geplant. Ebenso soll ein weiterer Ausbau des vor kurzem eingerichteten PhD-Programms der Heinrich-Heine-Universität erfolgen, in dem bereits drei äthiopische Wissenschaftler eingeschrieben sind.

Ausbau der medizinischen Versorgung im Krankenhaus von Asella

Neben dem Ausbau der wissenschaftlichen Tätigkeit liegt ein weiterer Schwerpunkt des Tropeninstituts in der Verbesserung der medizinischen Versorgung im Krankenhaus von Asella. Im Rahmen der Stärkung der Arsi-Zone und des Ausbaus der Arsi-Universität wurde seitens der äthiopischen Regierung ein Neubau des Krankenhauses in Asella beschlossen. Neben der Verbesserung der Krankenhaushygiene ist es ein Anliegen des Instituts, in Zukunft die derzeit begrenzten diagnostischen und therapeutischen Möglichkeiten im Krankenhaus zu verbessern. Ein denkbares Projekt ist hierbei der Aufbau einer Endoskopie-Abteilung. In der äthiopischen Stadt Gondar wurde in der dortigen Universitätsklinik in Kooperation mit der Medizinischen Fakultät der Universität Leipzig eine Endoskopie-Abteilung aufgebaut. Ein erster Kontakt mit den verantwortlichen Kollegen zur Überprüfung der Machbarkeit wurde bereits geknüpft. Im Rahmen von

Workshops werden auch künftig deutsche Experten ins HITM kommen, um eine fundierte medizinische Weiterbildung vor Ort zu leisten. Durch Vermittlung des Tropeninstituts erhalten Ärzte der Medizinischen Fakultät der Arsi-Universität die Gelegenheit, Weiterbildungen in Deutschland zu absolvieren. So reiste im Sommer 2015 Dr. Dejenne, ein Pädiater des ATH, für vier Wochen nach Hamburg, um sich in der Echokardiographie weiterzubilden.

Eine Weihnachtsfeier des Instituts

Ende 2013, als sich das erste deutsch-äthiopische Team des Instituts geformt hatte, kam es aus eben diesem Anlass zur ersten gemeinsamen Weihnachtsfeier des Hirsch-Instituts. Die gemeinsame Weihnachtsfeier ist nicht nur eine schöne Tradition, sondern auch ein willkommenes Team Building-Event. Der Vorschlag der neuen Mitarbeiter wurde angenommen und die Planung der Veranstaltung in die Hand des jungen Teams gelegt.

Am Abend der Weihnachtsfeier traf man sich im Garten des „Universals", einer Gaststätte in Asella, in der in einem alten Kinosaal gelegentlich auch äthiopische Filme oder Fußballspiele der englischen Premier League übertragen werden. Die Mitarbeiterinnen und Mitarbeiter hatten eine künstliche Tanne mit blauen LED-Lämpchen mitgebracht. Vor dem Abendessen gab es die obligatorische und individuell beschriftete Zuckertorte aus dem „Asella-Café". Aus Deutschland beigesteuert wurden Plätzchen und Christstollen. Zum Festmahl wurde *Injeera*, das traditionelle Fladenbrot aus einem auf Teff (Zwerghirse) basierenden Sauerteig mit scharf gewürzten Fleischstücken gereicht. Als es langsam dunkel wurde, entfachte man ein großes offenes Feuer auf besondere Weise – mit reichlich Dieselkraftstoff. Kaum streckten sich die Flammen hoch in den Nachthimmel, begannen alle zur äthiopischen Musik um das Feuer zu tanzen. Es war für alle eine gelungene und sehr schöne Feier. Besonders den Mitarbeitern aus Deutschland wird dieser Tag in besonderer Erinnerung bleiben, denn nach internationaler Zeit war es Heiligabend.

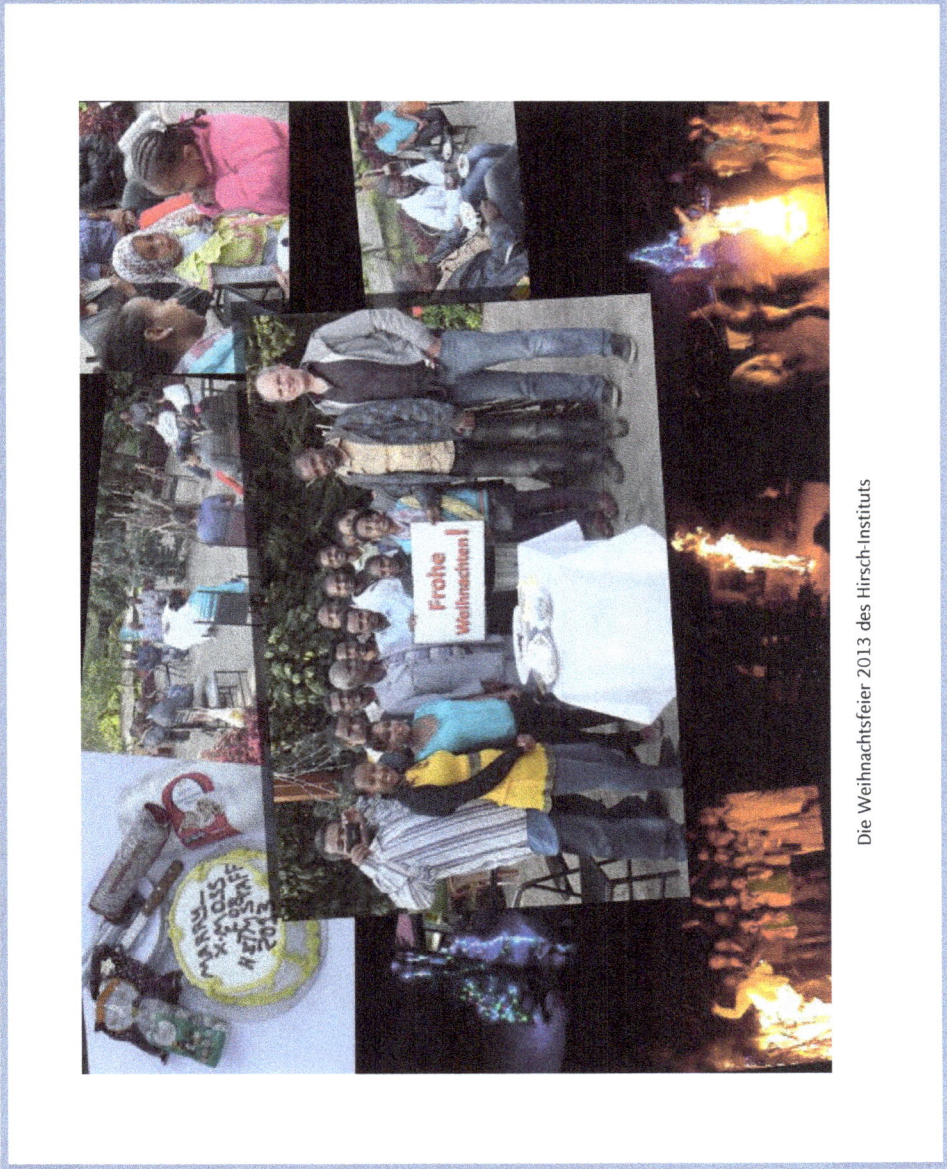

Die Weihnachtsfeier 2013 des Hirsch-Instituts

Auswahl bisheriger Veröffentlichungen (Stand 09/2018)

Internationale Zeitschriften, peer-reviewed

1. Nordmann T, Feldt T, Bosselmann M, Tufa TB, Lemma G, Holtfreter M, Häussinger D.
Outbreak of Louse-Borne Relapsing Fever among Urban Dwellers in the Arsi Zone, Central Ethiopia, from July to November 2016.
Am J Trop Med Hyg 2018; 98: 1599–1602.

2. Schönfeld A, Feldt T, Tufa TB, Orth HM, Fuchs A, Mesfun MG, Pfäfflin F, Nordmann T, Breuer M, Hampl M, Häussinger D.
Prevalence and Impact of Sexually Transmitted Infections in Pregnant Women in Central Ethiopia.
Int J STD AIDS 2017; 29: 251–258.

3. Pfäfflin F, Tufa TB, Getachew M, Nigussie T, Schönfeld A, Häussinger D, Feldt T, Schmidt N.
Implementation of the WHO Multimodal Hand Hygiene Improvement Strategy in a University Hospital in Central Ethiopia.
Antimicrob Resist Infect Control 2017; 6: 3.

Internationale Konferenzen (Posterpräsentationen und Vorträge)

4. Fuchs A, Hörner J, Beyene T, Nordmann T, Bosselmann M, Abdissa S, Hurissa Z, Orth HM, Schönfeld A, Kaasch A, Mackenzie C, Pfeffer K, Häussinger D, Feldt T.
Outcome of patients with sepsis in a teaching hospital in Central Ethiopia.
Oral presentation at the Congress for Infectious Diseases and Tropical Medicine (KIT), Cologne, Germany 2018.

5. Mesfun MG, Feldt T, Fuchs A, Nordmann T, Schönfeld A, Bosselmann M, Heyszl S, Kuffour EO, Häussinger D.
Efficacy of Helicobacter-pylori eradication therapy among HIV-positive and HIV-negative individuals in Central Ethiopia and effects on CD4 cell count and haemoglobin levels.
Poster presentation at the Congress for Infectious Diseases and Tropical Medicine (KIT), Cologne, Germany 2018.

6. Mesfun MG, Fuchs A, Holtfreter M, Feldt T, Häussinger D.
Cryptosporidiosis and other intestinal parasitic infections among diarrheal and non-diarrheal HIV-positive patients at Asella Teaching Hospital, Ethiopia.
Poster presentation at the Congress for Infectious Diseases and Tropical Medicine (KIT), Cologne, Germany 2018.

7. Tufa TB, Fuchs A, Schönfeld A, Nordmann T, Bosselmann M, Abdissa S, Hurissa Z, Orth HM, Kaasch A, MacKenzie C, Pfeffer K, Feldt T, Häussinger D.
Isolation of pathogenic microbes from patients with febrile illness and characterization of antibiotic resistance at Asella Teaching Hospital, Central Ethiopia.
Poster presentation at the Congress for Infectious Diseases and Tropical Medicine (KIT), Cologne, Germany 2018.

8. Mesfun MG, Pfäfflin F, Berhe N, Golassa L, Feldt T, Häussinger D.
Declining trend of malaria and high efficacy of Artemether-Lumefantrine(Coartem®) against P. falciparum in the Ziway Dugda district, Ethiopia.
Poster presentation at the Annual Meeting of the German Society for Parasitology, Berlin, Germany 2018.

9. Mesfun MG, Fuchs A, Holtfreter M, Feldt T, Häussinger D.
Cryptosporidiosis and other intestinal parasitic infections among diarrheal and non-diarrheal HIV-positive patients at Asella Teaching Hospital, Ethiopia.
Poster presentation at the Annual Meeting of the German Society for Parasitology, Berlin, Germany 2018.

10. Sarfo FS, Castelnuovo B, Fanti I, Feldt T, Incardona F, Kaiser R, Lwanga I, Marrone G, Sönnerborg A, Tufa TB, Zazzi M, de Luca A.
Effectiveness of protease-inhibitor-based second-line antiretroviral therapy in sub-Saharan Africa.

Oral presentation at the HIV resistance workshop in Johannesburg, South Africa, 2017.

11. Tufa TB, Nordmann T, Bosselmann M, Schönfeld A, Fuchs A, Feldt T, Häussinger D.
Detecting TB cases among household contacts of patients with pulmonary TB through Active Contact Tracing in the Arsi Zone, Ethiopia.
Poster presentation at the ID Week, San Diego, USA, 2016.

12. Schönfeld A, Getachew M, Beyene T, Fuchs A, Pfäfflin F, Schmidt N, Feldt T, Häussinger D.
WHO multimodal hand hygiene improvement strategy and its effect on hand hygiene adherence at Asella Teaching Hospital, Central Ethiopia.
Poster presentation at the ID Week, New Orleans, USA, 2016.

13. Fuchs A, Schönfeld A, Nordmann T, Tufa TB, Lema G, Pfäfflin F, Feldt T, Häussinger D.
Frühdetektion von Tuberkulose durch aktives Case Finding im ländlichen Äthiopien.
Oral and poster presentation at the Annual Meeting of the German Society of Tropical Medicine and International Health, Bonn, Germany, 2016.

14. Schönfeld A, Getachew M, Cirri L, Fuchs A, Orth HM, Häussinger D, Feldt T.
Intestinal parasitic infections among HIV-infected individuals in Asella, Central Ethiopia.
Poster presentation at the Annual Meeting of the German Society of Tropical Medicine and International Health, Bonn, Germany, 2016.

15. Fuchs A, Cirri L, Schönfeld A, Orth HM, Beyene T, Feldt T, Häussinger D.
STIs and chronic hepatitis in pregnant women in Arsi, Central Ethiopia: prevalence, risk factors and effects on new-borns' health.
Oral and poster presentation at the Congress for Infectious Diseases and Tropical Medicine (KIT), Würzburg, Germany 2016.

16. Fuchs A, Cirri L, Schönfeld A, Mesfun MG, Orth HM, Breuer M, Holtfreter M, Feldt T, Häussinger D.
Low prevalence of intestinal parasitic infections among pregnant women in Arsi, Central Ethiopia.
Poster presentation at the Congress for Infec-

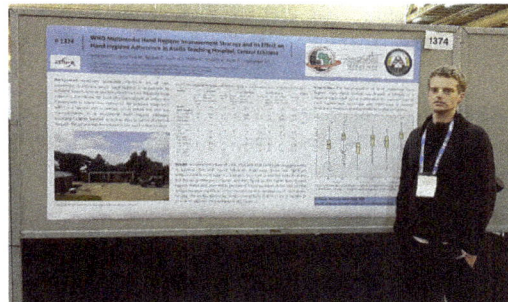

Posterpräsentation von Dr. Schönfeld während der *Infectious Diseases Week* in New Orleans, 2016

tious Diseases and Tropical Medicine (KIT), Würzburg, Germany 2016.

17. Orth HM, Cirri L, Schönfeld, A, Tufa TB, Fuchs A, Breuer M, Feldt T, Häussinger D.
High prevalence of chronic liver disease in Arsi, Central Ethiopia.
Poster presentation at the Congress for Infectious Diseases and Tropical Medicine (KIT), Würzburg, Germany 2016.

18. Orth HM, Cirri L, Schönfeld A, Hallu A, Riedel F.
Severe neonatal chlamydial conjunctivitis with unilateral corneal perforation after unattended home delivery in rural Ethiopia.
Poster presentation at the Congress for Infectious Diseases and Tropical Medicine (KIT), Würzburg, Germany 2016.

19. Cirri L, Schönfeld A, Fuchs A, Tufa TB, Orth HM, Breuer M, Feldt T, Häussinger D.
Low prevalence of HIV in spite of high prevalence of STIs in pregnant women in the Arsi Zone, Central Ethiopia.
Oral presentation at the International Conference for Infectious Diseases (ICID), Hyderabad, India, 2016.

20. Cirri L, Schönfeld A, Tufa TB, Feldt T, Häussinger D.
Improving tuberculosis case finding through active contact tracing: a community-based cross-sectional survey in Central Ethiopia.
Eur Respir J 2016; 48: Meeting Abstract PA2784.

21. Mesfun MG, Pfäfflin F, Schmidt N, Schönfeld A, Cirri L, Nuguse T, Tufa TB, Feldt T, Häussinger D.
Enhancing hospital hygiene by implementing the WHO multimodal hand hygiene improvement strategy at Asella Teaching Hospital, Ethiopia.
Poster presentation at the 13th Congress for Hospital Hygiene, Berlin, Germany, 2016.

22. Fuchs A, Beyene T, Feldt T, Markwerth P, Gebregeorgis W, Getachew M, Pfäfflin F, Breuer M, Orth HM, Häussinger D.
Low prevalence of HIV-1 infection in pregnant women in the Arsi Region, Ethiopia despite high rates of other sexually transmitted infections.
Poster presentation at the German-Austrian AIDS conference (DÖAK), Düsseldorf, Germany, 2015.

23. Pfäfflin F, Schmidt N, Tufa TB, Feldt T.
Implementation of the WHO multimodal hand hygiene improvement strategy in selected wards of Asella Teaching Hospital, Ethiopia.
Poster presentation at the 3rd International Conference on Prevention & Infection Control (ICPIC), Geneva, Switzerland, 2015.

Äthiopische Konferenzen (Posterpräsentationen und Vorträge)

24. Nordmann T, Tufa TB, Fuchs A, Schönfeld A, Orth H, Bosselmann M, Feldt T.
The incidence of drug-induced liver injury among patients receiving anti-tuberculosis treatment in the Arsi Zone, Central Ethiopia.
Poster presentation at the TRAC Annual Conference, Addis Ababa, Ethiopia, 2017.

25. Tufa TB, Nordmann T, Bosselmann M, Schönfeld A, Fuchs A, Feldt T.
Detecting missing TB cases among household contacts of patients with pulmonary TB through active contact tracing in the Arsi Zone, Ethiopia.
Oral and poster presentation at the TRAC Annual Conference, Addis Ababa, Ethiopia, 2017.

26. Nordmann T, Tufa TB, Bosselmann M, Feldt T.
Treatment outcome among tuberculosis patients in the Arsi Zone between 2012–2014.

Oral presentation at the TRAC Annual Conference, Addis Ababa, Ethiopia, 2017.

27. Cirri L, Schönfeld A, Tufa TB, Häussinger D, Feldt T.
Improving tuberculosis case-finding through active contact tracing: a community-based cross-sectional survey in Central Ethiopia.
Oral presentation at the TRAC Annual Conference, Dire Dawa, Ethiopia, 2016.

Weitere Informationen

Weitere Informationen zum Institut erhalten Sie auf der Homepage des HITM:

https://www.uniklinik-duesseldorf.de/patienten-besucher/klinikeninstitutezentren/klinik-fuer-gastroenterologie-hepatologie-und-infektiologie/hirsch-institute-of-tropical-medicine

Hier finden Sie auch einen kurzen Film zum HITM.

Die ältesten Äthiopier

Der Beatles-Song „Lucy in the Sky with Diamonds" wurde zum Ohrwurm, als die Ton-kassette am 24. November 1974 im archäologischen Forschungscamp in Harar wieder und wieder abgespielt wurde.

Bei der Katalogisierung der Funde des Tages fiel auf, dass viele Knochen zu dem glei-chen Skelett gehörten. Schnell wurde man sich der Bedeutung des Fundes bewusst, und das weibliche Skelett, dessen Alter auf 3,2 Millionen Jahre geschätzt wurde, erhielt den Namen Lucy. Zunächst spaßhaft, doch bis heute ist dieser Name am bekanntesten. Die Äthiopier nennen sie auch „Dinknesh", amharisch für „Du Wunderbare".

Die mit Lucy entdeckte Art *Australopithecus afarensis* ist nach derzeitigen Erkenntnissen ein Vorfahre der menschlichen Evolution, und ihre Entdeckung gilt weithin als einer der bedeutendsten Funde, der einen Einblick in die Wiege der Menschheit gibt.

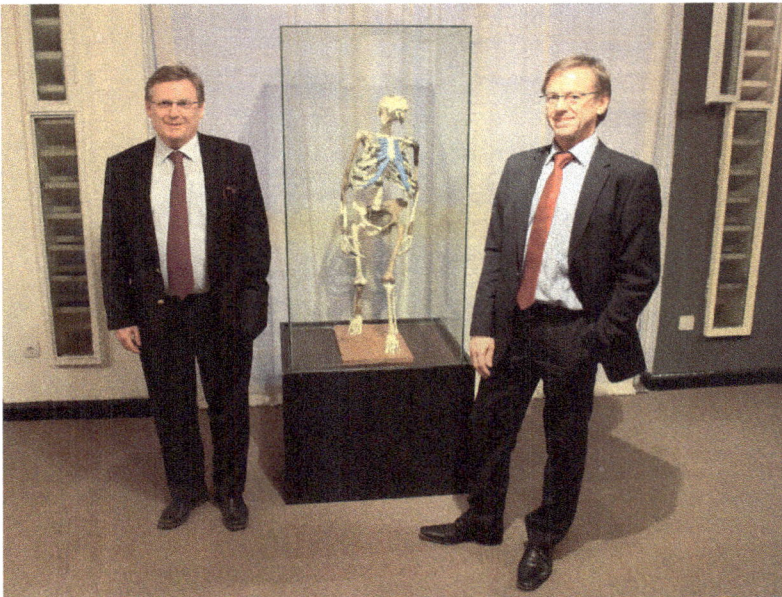

Drei Hominiden im äthiopischen Nationalmuseum in Addis Abeba: Dieter, Lucy und Alfons

Darüber hinaus werden im Nationalmuseum in Äthiopien die ältesten bekannten Fossilien in der Entwicklungslinie der Hominini ausgestellt. Dabei handelt es sich um Schädelfragmente der Art *Ardipithecus ramidus*, ein vermutlich direkter Vorfahre der Gattungen *Australopithecus* und *Homo*, der vor 4,4 Millionen Jahren in Äthiopien lebte.

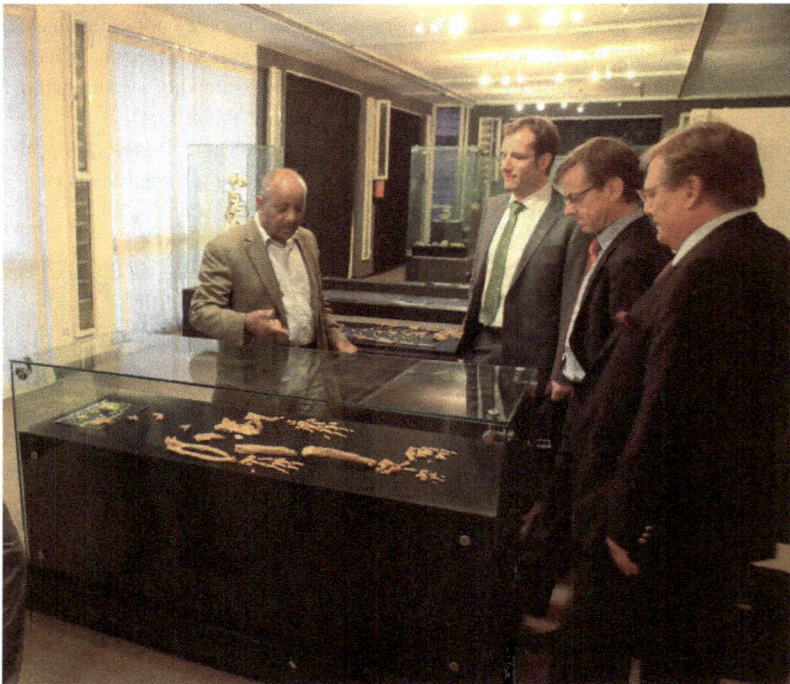

Professor Berhane Asfaw, Direktor des Nationalmuseums in Äthiopien, erläutert den Gästen aus Deutschland die frühzeitlichen Funde in Äthiopien anhand ausgestellter Skelettfragmente der Art *Ardipithecus ramidus*

www.ingramcontent.com/pod-product-compliance
Lightning Source LLC
Chambersburg PA
CBHW082109210326
41599CB00033B/6647